Franck Zal

avec Elena Sender
Robert Thibierge

UN TRÉSOR SOUS LE SABLE

Les Arènes

« Je ne vois qu'un moyen de savoir jusqu'où on peut aller.
C'est de se mettre en route et de marcher. »
Henri Bergson, *Écrits et parole*

Préface

S.A.S. le prince Albert II de Monaco

Les plus belles avancées scientifiques sont souvent le fruit de grandes histoires et de petits hasards. C'est ce que nous rappelle ce beau livre de Franck Zal, à travers le récit passionnant de son parcours.

De ses rêves d'enfance aux salles d'opération dans lesquelles les plus grands médecins du monde utilisent sa découverte, en passant par la Maison de l'Océan à Paris et les plages de Bretagne, Franck Zal nous propose une aventure hors du commun. Cette aventure, c'est d'abord celle d'un homme, que l'on apprend à découvrir au fil des pages. C'est aussi celle d'une découverte scientifique majeure, qui pourrait demain ouvrir d'immenses perspectives à la médecine et à la chirurgie. C'est plus largement celle de la science, de ses chemins inattendus, de ses doutes et de ses ambitions au service du monde, du progrès, de l'humanité.

À travers l'histoire incroyable du ver *Arenicola marina* et de ses propriétés multiples, ce récit de Franck Zal est aussi l'occasion de rappeler la richesse sans pareille des océans et l'importance cruciale, pour notre présent comme pour notre avenir, de leur biodiversité.

Alors que celle-ci est plus menacée que jamais, alors que l'IPBES[1], cet organisme international chargé, comme le GIEC

1. Plateforme intergouvernementale scientifique et politique sur la biodiversité et les services écosystémiques.

pour le climat, d'évaluer la situation de la biodiversité mondiale, estime que près d'un million d'espèces sont menacées d'extinction, et alors que nous ne connaissons que 20 % des espèces, notamment marines, qui peuplent notre planète, ce rappel est essentiel. Il y a en effet mille raisons de préserver la biodiversité, comme je m'attache à le faire, depuis Monaco avec les institutions qui s'y consacrent, comme dans les enceintes multilatérales. Conserver des écosystèmes précieux, maintenir les chaînes trophiques dont nous dépendons *in fine*, garantir les grands équilibres de notre planète… Ces raisons sont vitales et nous les avons tous en tête.

Avec le récit de son aventure, Franck Zal en ajoute une autre, également convaincante : permettre à de futurs scientifiques de faire demain les découvertes qui amélioreront notre santé, notre alimentation, notre vie. Et conserver la possibilité de voir éclore d'autres talents comme le sien, pour avoir le plaisir de découvrir d'autres aventures aussi passionnantes que celles qui sont ici racontées…

1.
Des greffes de l'extrême

Morlaix (Finistère). Dimanche 15 octobre 2017, 22 h 30.

Mon téléphone portable sonne. Je m'étonne d'un appel à une heure aussi tardive, *a fortiori* en provenance d'un numéro masqué. Mon épouse, Élisabeth, s'en agace. Pour une fois que l'on dispose d'une soirée en famille… C'est vrai, elles ont été si rares au cours de ces dernières années. Mais, intrigué, je décroche.

– Franck Zal ? Ici le professeur Laurent Lantieri.

Je fais signe à Élisabeth que l'affaire est sérieuse, ce que je mesure d'autant plus au son de la voix pressée d'un des chirurgiens les plus réputés au monde. Je ne le connais pas personnellement, mais j'ai déjà entendu parler de ses prouesses médicales en chirurgie plastique, notamment la première greffe totale de visage, réalisée en juin 2010. D'un débit très rapide, il m'explique la situation :

– J'ai un patient entre la vie et la mort. Il a fait un rejet de la première greffe de face et on va tenter, pour la première fois, une seconde greffe après un rejet massif. C'est une première mondiale. Je veux votre produit en urgence car cette seconde greffe va demander beaucoup de temps. J'ai lu vos travaux, j'ai compris ce que ce produit peut m'apporter grâce à ses capacités d'oxygénation des tissus. J'en ai besoin pour réaliser cette greffe, car les temps d'ischémie[1] vont être considérables. Votre produit nous permettra d'élargir la zone de prélèvement pour un éventuel donneur compatible, ce qui donnera plus de chance à mon patient.

Je m'assois, un peu sonné. Élisabeth s'est rapprochée, curieuse de comprendre l'objet de cet appel inattendu. Mon « produit », comme le désigne le Pr Lantieri, c'est la découverte de ma vie. La molécule, au nom de code M101, que j'ai développée durant plus de quinze ans mais qui, en ce jour de 2017, n'est pas encore approuvée par les autorités sanitaires françaises. Je recouvre enfin mes esprits.

– Professeur Lantieri, merci pour votre appel, mais cela n'est pas possible. M101 n'est pas encore validé et encore moins pour ce type de greffe. C'est trop tôt. Je suis en phase de tests pour la transplantation rénale. Je n'ai donc pas l'autorisation de vous donner le produit pour votre patient.

La réponse de Laurent Lantieri claque.

– Ça, c'est mon problème, je vais faire une demande compassionnelle à l'ANSM[2] car, sans votre molécule, mon patient va mourir. Il est dans une salle blanche, sa face a été retirée, il est en attente d'une nouvelle greffe et son cas est désespéré.

Je ne peux que m'incliner.

Quelques temps plus tard, le chirurgien me rappelle. Il m'explique les détails de cette opération marathon, entre le prélèvement du greffon chez le donneur jusqu'à sa mise en place sur son patient, soit une éternité pour un tissu composite

---

1. Une diminution de la quantité de sang dans un tissu engendrée par une obstruction ou un clampage de la circulation sanguine.
2. Agence nationale de sécurité du médicament.

susceptible de se nécroser au bout de quelques heures sans l'apport d'oxygénation physiologique de notre produit.

– L'opération s'est très bien passée. C'est un succès. Le M101 a permis une réoxygénation immédiate du greffon. La face perfusée a repris sa coloration rose dès le retrait des clamps[1], nous n'avions jamais vu ça auparavant. Vous rendez-vous compte que votre molécule est au centre d'une première mondiale ? Nous devons encore attendre plusieurs semaines, plusieurs mois, avant de crier victoire, mais cette première étape est maintenant réalisée et votre produit m'a donné entière satisfaction.

Je suis fou de joie.

Jérôme Hamon, 41 ans, a reçu, le 16 janvier 2018, sa deuxième greffe de visage à l'hôpital européen Georges-Pompidou (AP-HP). Ce Breton, atteint de neurofibromatose, une affection génétique, voyait son visage se déformer au fil du temps. En 2010, la greffe de face, devenue inévitable, a été réalisée. Mais en 2015, un médecin lui a prescrit, sans savoir, des antibiotiques incompatibles avec les immunosuppresseurs qu'il prenait pour éviter le rejet de son greffon. Catastrophe ! Peu à peu, son visage s'est dégradé sans espoir de guérison. En 2017, une deuxième greffe a été décidée. Le cas était d'une immense complexité et le risque d'un nouveau rejet, considérable. Jérôme Hamon a été préparé avec une plasmaphérèse[2] visant à éliminer de son sang les anticorps ayant conduit au rejet de son greffon.

Dans la nuit du 15 au 16 janvier 2018, un donneur de 22 ans en mort cérébrale a été identifié par l'Agence de biomédecine. Dès l'aube, le chirurgien a fait un aller-retour dans l'ouest de la

1. Pinces hémostatiques bloquant les vaisseaux.
2. Filtration du sang et séparation de ses différents constituants.

France, à près de 400 kilomètres de Paris, pour prélever la face du défunt. De retour à l'hôpital européen Georges-Pompidou, il commence son intervention vers midi en appliquant le greffon sur son patient. L'acte, nécessitant la participation de plusieurs dizaines de praticiens, a pris fin le lendemain vers 10 heures. Durant la greffe, la molécule M101 a permis de maintenir le greffon suffisamment oxygéné pour que l'opération réussisse dans les meilleures conditions.

Le Pr Lantieri me raconte :

– Quand on a placé la face dans le container de prélèvement avec votre produit, elle était comme vivante. Lorsque je l'ai mise en place, j'ai craint un rejet massif dès le démarrage tant elle était vascularisée. En fait, non ! Le tissu était rosé. Il y a eu une revascularisation massive et instantanée du greffon !

Mon produit a visiblement contribué au succès de cette opération spectaculaire. Gauchement, je bredouille :

– Merci, professeur Lantieri, de votre confiance…

Celui-ci me rabroue sans prendre de gants.

– Que ça soit clair entre nous, je n'en ai vraiment rien à fiche de vous, monsieur Zal. Moi, ce qui m'intéresse, c'est uniquement votre produit. Et, aujourd'hui, je sais que c'est une révolution médicale. Je ne grefferai plus sans lui.

Kochi (Inde). Août 2021.

Trois ans plus tard, un dimanche (encore !) matin, un nouvel appel intempestif survient alors que je relis tranquillement dans mon lit *L'Origine des espèces* de Charles Darwin. Cette fois, l'appel vient de Kochi, ville de l'État indien du Kerala, des professeurs Mohit Sharma et Subramania Iyer, directeurs du service de chirurgie plastique et reconstructive de l'institut

Amrita des sciences médicales (AIMS). Mes deux interlocuteurs viennent de lire dans le prestigieux journal médical *The Lancet* la publication du Pr Laurent Lantieri, qui expose le cas de la greffe de Jérôme Hamon. Mohit Sharma, qui parle très bien anglais, entre tout de suite dans le vif du sujet : les deux chirurgiens doivent relever un défi chirurgical extrême avec une greffe des deux avant-bras sur un homme de 34 ans. Basavanna, c'est son nom, a dû être amputé de ses deux avant-bras après une grave électrocution. Il est inscrit sur la liste d'attente de don de membres depuis 2016. Subramania Iyer m'annonce qu'il veut pratiquer une double greffe d'avant-bras. Ce sera la neuvième du genre effectuée à l'hôpital Amrita. En Inde, seul cet hôpital dispose des ressources et compétences nécessaires pour réaliser un tel exploit. C'est un établissement particulier, qui soigne des patients sans ressources, lesquels seraient dans l'impossibilité de recevoir un tel traitement sans cet institut et sans la mobilisation de ses médecins. Lorsqu'un cas délicat se présente, le dossier est médiatisé et la population s'efforce de financer l'opération par *crowdfunding* (financement participatif). La double greffe d'avant-bras constitue un défi immense, car les membres sont faits de tissus composites – épiderme, os, muscles… – qui n'ont pas les mêmes caractéristiques ni le même métabolisme. Cette fois, la demande des chirurgiens ne m'étonne pas.

– Pour réussir une telle opération, il faut un transporteur d'oxygène. Nous avons besoin de vous.

Je suis extrêmement flatté et tout aussi intéressé par la prouesse chirurgicale. J'accepte aussitôt de fournir gratuitement le produit pour permettre à ce jeune homme de retrouver son autonomie. En un temps record, Subramania Iyer obtient les autorisations des douanes pour importer M101 et l'utiliser. En Inde, les comités d'éthique sont formés d'assemblées locales, au sein desquels les hôpitaux décident de manière interne tout en informant les autorités compétentes. Le déroulé des procédures est beaucoup plus simple et plus rapide qu'en France, laissant beaucoup plus d'autonomie aux médecins.

Un mois plus tard, le 25 septembre 2021, je reçois un nouvel appel en provenance d'Inde.

– Voilà, l'opération a été réalisée et s'est très bien déroulée. Elle a duré plus de quatorze heures. Nous avons fait des vidéos pour que vous puissiez la voir.

Impatient, je lance la vidéo et n'en crois pas mes yeux. Sur une table d'opération repose le corps du donneur décédé, un jeune homme victime d'une encéphalopathie hypoxique, entouré de nombreux chirurgiens. Quarante personnes au total dans le bloc opératoire. L'opération débute. Les chirurgiens sectionnent les deux bras du donneur. Je suis hypnotisé par la dextérité des gestes chirurgicaux. Subjugué, je vois sur l'écran les deux avant-bras déposés sur la table, tout blancs, décharnés, coupés jusqu'aux muscles, avec des clamps au niveau des veines et des artères. La scène est fascinante de technicité et de précision. On compte un spécialiste au mètre carré. La concentration est extrême. Une fois les membres prélevés, le corps du donneur est traité avec grand respect. Il est pris en charge par une autre équipe et les chirurgiens se concentrent sur les avant-bras. Dans un premier temps, l'équipe de bloc mélange notre produit – un petit flacon de 30 millilitres contenant seulement 20 millilitres de M101 – avec le liquide de perfusion. Puis la poche est agitée lentement et le mélange est perfusé dans le système vasculaire des membres prélevés chez le donneur à l'aide d'une pompe péristatique. Un médecin prépare les canules, suivi d'un autre qui commence à injecter dans l'artère de l'avant-bras le liquide rouge, qui se diffuse dans le système veineux. Au bout de cette procédure, les bras perfusés avec M101 reprennent une couleur rosée et sont prêts pour la transplantation. Il se passe alors une chose inouïe. La caméra zoome sur l'un des bras cadavériques en attente sur la table puis se focalise sur les doigts. Et tout à coup… deux des doigts s'agitent, se mettent à bouger ! Ce phénomène s'explique par l'apport d'oxygène délivré par la molécule, qui a pour effet de réactiver le métabolisme des tissus. Elle permet de restaurer au sein des membres perfusés un métabolisme aérobie (avec oxygène) et de produire de l'énergie. C'est la première fois que je vois M101 agir sur l'humain, quasi en direct. Les bras vont rester perfusés ainsi pendant sept heures au total. Le temps de préparer le receveur. La tension monte. Je suis captivé par cette séquence. Quatorze chirurgiens, six anesthésistes et cinq infirmiers de bloc sont réquisitionnés pour cette opération chirurgicale marathon. Le Dr Sharma a expliqué plus tard[1] :

– C'était une opération très compliquée car, à ce niveau de la transplantation d'un membre, seul un tiers de la longueur naturelle des muscles du bras est présent chez le receveur. Nous avons dû prélever le reste des muscles sur les membres du donneur et les superposer aux muscles existants des mains du receveur.

Je prends alors pleinement conscience que, sans M101 qui oxygène les tissus en attente, cette opération complexe n'aurait pu être réalisée. Les médecins auraient utilisé une solution classique de préservation de greffon composée d'eau, de sels et de colloïdes. Au final, les tissus composites auraient été préservés à peine plus d'une heure. Sans M101, des zones entières

---

1. « Person who lost both hands in electrical accident gets double-hand transplant », *The Hindu*, 9 février 2022.

n'auraient pas été oxygénées, notamment au niveau de la microcirculation, avec des risques de nécroses conduisant au rejet précoce des avant-bras. Lors des greffes, tout repose sur la durée de préservation. Une véritable course contre la montre. Un cœur ne peut survivre que quatre heures entre le moment de son prélèvement sur le donneur et sa transplantation. Les poumons, six heures. Huit heures pour le foie. Douze heures pour le rein. L'intervention, spectaculaire, sur les deux avant-bras aura duré plus de quatorze heures avec des tissus nécessitant beaucoup d'oxygène physiologique.

Un peu plus d'un an après cet épisode fantastique, en décembre 2022, j'ai rencontré Basavanna, le patient indien. Il se portait bien. Depuis, il mène une vie presque normale avec quelques visites de contrôle et des apparitions en *guest star* lors de conférences médicales pour spécialistes. Il échange même avec la famille du donneur, ce qui, en Europe, serait impossible car tout don est gratuit et anonyme. Aucun échange ne peut exister entre les deux parties, qui ignorent tout l'une de l'autre. Depuis cette grande première, le Pr Sharma est devenu, lui aussi, un fervent défenseur de M101, qui a été utilisé de nouveau, avec succès, en février 2023 dans un second hôpital à Mumbai. Il s'agissait, cette fois-ci, d'une double transplantation au niveau des épaules d'un jeune Indien. Nous travaillons avec les autorités indiennes pour transformer ces usages exceptionnels en usages courants dans cet immense pays de 1,4 milliard d'habitants. Notre objectif est que son utilisation devienne courante, en Inde comme partout ailleurs dans le monde.

Je pourrais raconter d'autres greffes spectaculaires qui ont fait appel à notre découverte. Par exemple, la greffe de face d'un militaire français blessé sur un théâtre d'opérations extérieures au Mali. Un jeune soldat de 23 ans défiguré lors d'un accident. Il n'avait littéralement plus de visage. Pire qu'une gueule cassée. Une vie détruite. À voir sa photo, l'idée de réparer de tels dégâts semblait relever de l'impossible. Infaisable ! Je me suis toujours senti désemparé face à de tels cas. Pourtant, des médecins ont affirmé : « C'est possible ! On va l'aider, on va lui faire une transplantation partielle de face. » Quelle gageure ! Et pourtant, ils y sont parvenus au terme d'une opération de douze heures et, chose à peine croyable, ce militaire a repris du service dans un autre régiment. Ces médecins précurseurs sont à mes yeux « des éclaireurs de la médecine », comme j'aime à les appeler, parce qu'ils se lancent et tentent le tout pour le tout pour sauver leurs patients et leur rendre leur dignité même dans de tels cas, en apparence désespérés. C'est si impressionnant. Moi qui n'étais pas du tout destiné ni même préparé à vivre ce genre d'aventures médicales, je suis très heureux de pouvoir apporter mon concours technique et scientifique, même à mon humble niveau, à tous ces progrès décisifs pour la médecine.

Le point commun de toutes ces greffes de l'extrême est donc l'utilisation de M101, une hémoglobine d'origine marine. Son nom nous a été inspiré par un produit similaire nommé HBOC-201, testé par des Américains, mais dont les résultats n'ont pas été approuvés, en 2008, par l'autorité administrative et sanitaire compétente américaine, la FDA (Food and Drug Administration). M101 est une hémoglobine extracellulaire, c'est-à-dire qu'elle n'est pas contenue dans des globules rouges comme c'est le cas pour l'hémoglobine humaine. De plus, elle a pour propriété extraordinaire de fixer quarante fois plus d'oxygène que celle de l'humain. Je l'ai découverte dans un organisme animal tout à fait particulier qui se trouve à deux pas de chez moi sur la plage. Aussi curieux que cela puisse paraître, il s'agit d'un ver marin, *Arenicola marina*, que les Bretons appellent le *buzuk* – ce simple petit ver qui fait des tortillons de sable sur les plages et qu'enfants, on cherchait à déterrer avec nos pelles.

Cette molécule a été également testée – dans le cadre de plusieurs essais cliniques – dans des solutions de préservation d'organes pour des greffes de reins, opérations bien plus courantes que celles de la face ou des bras. L'étape suivante devrait nous conduire à son application pour toutes sortes d'autres greffons : cœur, poumon, foie, etc. Puis suivront d'autres usages plus nombreux et impressionnants dans des domaines très variés, jusqu'au graal absolu, la substitution des culots globulaires par cette molécule. En 2022, en France, il a été réalisé près de 5 500 transplantations, dont 3 376 de reins (chiffres Agence de la biomédecine), de loin le premier organe concerné, bien avant le cœur, le pancréas, le poumon ou le foie. Dans le cas des essais sur les reins, nous avons attendu quatre ans avant d'obtenir des résultats très concluants : la mortalité des patients transplantés a baissé drastiquement avec un taux de survie de 98,3 %[1]. Treize points d'écart avec les transplantations sans M101 et surtout, pour les chirurgiens, une facilité d'utilisation à nulle autre pareille.

Il a néanmoins fallu quinze ans d'attente pour obtenir l'autorisation de mise sur le marché de cette molécule. Tout cela est trop long. La réglementation est très contraignante. Dans beaucoup d'autres pays, tout est plus rapide et efficace.

1. Le Meur Y., Delpy E., Renard F., Hauet T., Badet L., Rerolle J.-P., Antoine T., Büchler M., Zal F., Barrou B., « HEMO2 life® improves renal function independent of cold ischemia time in kidney recipients: A comparison with a large multicenter prospective cohort study », *Artificial organs*, avril 2022, n° 46, p. 597-605.

Fatalement, des patients n'ont pu bénéficier de cette avancée scientifique. Mais moi, j'ai voulu rester à Morlaix, en Bretagne, ma terre d'adoption que je chéris.

En 2021, j'ai appris qu'un habitant de Morlaix, Michel D., père d'un ami de mon fils, avait pu intégrer la cohorte des tests de M101. J'en ai été ému. Ainsi, tout près de chez moi, ma découverte allait être utile à quelqu'un de proche. Il souffrait de polykystose rénale, des kystes lui détruisant les reins. Inscrit sur la liste d'attente, il a pu bénéficier de cet essai et reprendre une vie normale. Quelle satisfaction !

En 2023, mon produit a été testé avec succès sur des centaines d'autres patients greffés du rein. Cette solution n'a rien d'une formule magique tirée d'un grimoire de sorcier mais doit tout à la science et à ma passion pour la mer, la physiologie respiratoire et l'écophysiologie marine. Cette branche de la biologie marine a permis de découvrir que le sang de certains vers marins, aux transporteurs d'oxygène exceptionnels, peut répondre à des problèmes de santé publique majeurs dans le cadre de transplantations. Une innovation de rupture capitale. Le résultat d'un travail de recherche acharné qui porte enfin ses fruits.

Je suis Franck Zal, docteur en biologie marine, entrepreneur et Breton d'adoption. J'ai consacré ma vie et mon travail à l'étude de l'hémoglobine de vers marins colonisant des milieux extrêmes. J'ai souhaité que mes travaux puissent soulager des patients en danger et *in fine* fassent progresser la médecine pour sauver des vies.

Pour en arriver là, rien n'a été simple. Je vais vous raconter mon histoire et mon parcours.

2.
Une enfance dans l'ombre de Pasteur

Nul doute que mon enfance a forgé l'homme que je suis devenu et m'a conduit sur un chemin hors norme.

Je suis né en 1966, à Paris, trois jours avant Noël et peut-être pour déjà me distinguer, au domicile de mes grands-parents maternels. Une sœur et un frère m'ont précédé. Viendront encore deux garçons, agrandissant ce qu'on peut appeler une famille nombreuse. Nous logeons alors dans un deux-pièces au cœur d'un ensemble immobilier tout en briques beige et rouge, propriété de la Fondation Rothschild. Une grande plaque en pierre nous rappelle, à chaque passage, qui nous loge dans cet appartement très modeste du XVᵉ arrondissement à deux pas de la gare Montparnasse. Cette gare représente pour moi – depuis toujours – la porte de la Bretagne.

Un tel contexte ne laisse rien présager de ma future vie d'étudiant puis de chercheur, car mes parents sont issus de l'immigration et à l'aube d'une vie de couple aux conditions financières plus que précaires. Mon grand-père paternel est arrivé de Cracovie dans les années 1920 pour pallier le manque de main-d'œuvre à l'issue de la Première Guerre mondiale. Du jour au lendemain, il s'est retrouvé ouvrier agricole dans une ferme de Seine-et-Marne où il a fondé son foyer avec huit enfants, hélas rapidement tous placés dans différentes familles, faute de ressources. Son deuxième fils, mon père, né en 1932, a quitté l'école à 14 ans pour être garçon de ferme avant d'apprendre, en autodidacte, la maçonnerie. Il s'est marié en 1962 avec ma maman, qui débarquait tout juste de Tunisie. Chez nous, où l'on ignore l'existence du baccalauréat, la possibilité de se hisser dans l'échelle sociale est bien mince, sinon nulle.

Mon père, devenu chef de chantier, souvent absent, laisse à notre mère le soin de s'occuper des cinq enfants. Que l'on puisse vivre à sept dans moins de 40 mètres carrés me perturbe. Je m'interroge souvent : « Est-ce normal de vivre comme ça ? » Dans ma tête, je calcule le nombre d'années qu'il me faudra pour m'acheter, un jour, un appartement avec l'équivalent du salaire de mon père. Malgré cette promiscuité, nous ne sommes pas malheureux, car nous avons l'amour de nos parents, mais, au plus profond de moi, je me sens atypique. Ce monde ne peut pas être le mien. Moi et mes camarades de classe, nous vivons essentiellement dans la rue, cela forge mon caractère. Très vite, j'apprends à me débrouiller, à me déplacer seul dans les différents quartiers de Paris, à prendre le métro et à vivre dans ce monde que je trouve menaçant, en rêvant d'un avenir meilleur. Mais nous possédons à la maison un trésor unique qui nous permet justement de nous évader, d'ouvrir les yeux sur le monde et qui, d'une certaine façon, m'éduque : la télévision !

Ce téléviseur en bois, doté d'une porte fermée à clé pour nous en limiter l'accès, est notre seule richesse. Il tient une place immense dans notre foyer et trône sur un meuble plaqué acajou du salon qui, le soir venu, se transforme en dortoir. Mes parents l'ont acheté à grands frais en 1968, consentant à ce vrai sacrifice financier pour assister aux premiers pas de l'homme sur la Lune. Dans notre salon, la vitrine du « tout est possible », une véritable machine à rêver, nous transporte, en noir et blanc, hors les murs de notre quotidien. Elle est la matrice de ma vocation car, dans les années 1970-1980, je suis happé par une émission très populaire : *L'Odyssée sous-marine de l'équipe Cousteau*. Les premières images du monde du silence, du monde sous-marin, provoquent en moi un choc psychologique. Découvrir la vie dans les profondeurs des océans et appréhender ce nouveau monde m'émerveille. Une simple innovation, un scaphandre autonome, permet donc d'explorer des contrées inconnues. L'innovation et la recherche permettent de repousser les frontières de la connaissance… Je suis au-delà de la fascination, sidéré. Devant ce spectacle, je me dis que moi aussi, un jour, je ferai de la biologie marine, je naviguerai sur les océans pour réaliser des découvertes, je verrai d'autres peuples, d'autres îles, d'autres mondes loin de Paris et sa grisaille. J'agirai comme le commandant au fameux bonnet rouge. J'irai scruter les abysses comme les héros de *Vingt Mille Lieues sous les mers* de Jules Verne, dont je dévore l'œuvre entière avec passion.

De mes désirs de mer, d'aventure et de voyages, je ne dis rien, tant le rêve semble inaccessible. Personne autour de moi ne comprendrait de telles ambitions. Mais un jour, mes parents m'ouvrent eux-mêmes l'horizon en nous donnant accès à ce qu'ils ne peuvent s'offrir : des vacances. L'été, ils nous envoient en colonie de vacances, financée par la Caisse d'allocations familiales. J'ai 6 ans lors de mon premier voyage hors de Paris, destination Ar Baradoz. Un tel nom ne peut désigner que le bout du monde ! J'apprendrai bien plus tard qu'il signifie « Le Paradis » en langue bretonne. Mes parents m'accompagnent à la gare Montparnasse avec ma valise en carton pressé, vert foncé, et sa poignée en plastique marron qui cisaille les mains. J'arrive à peine à la soulever. J'ai peur de les quitter, de partir si loin, Ar Baradoz… En pleurs, je rejoins dans un wagon de nuit des dizaines et des dizaines d'autres gamins comme moi, une étiquette passée autour du cou. La plupart, en larmes, rechignent à s'installer dans le compartiment austère digne d'un film d'*Harry Potter*. Le train s'arrête très régulièrement dans des gares aux lumières jaunâtres, blafardes, angoissantes et aux noms insolites. Pour moi qui n'ai jamais quitté Paris intra-muros, c'est peut-être ça, l'étranger, le bout de ce voyage qui me paraît interminable et me donne l'impression de partir aux antipodes. Au matin, le soleil se lève et je découvre, par la vitre, émerveillé, un pays inconnu : la Bretagne ! Sur la grande plage de Kersidan, la mer est basse et l'étendue de sable impressionnante. Pour la première fois, je contemple au loin l'immensité bleue… l'océan, la houle, la brise sur mon visage, l'odeur du goémon, les embruns. Les yeux perdus dans la mer vers l'horizon, mon imagination s'enflamme : « Si seulement je pouvais partir voguer et découvrir ce monde étrange ! »

Mes parents, loin de se douter de mes rêves, me destinent comme toute ma fratrie à un métier manuel, leur seule référence : chaudronnier, maçon, peintre en bâtiment… Avant cela, nous fréquentons tous l'école élémentaire publique Vigée-le-Brun au fronton orné du blason et de la devise de Paris, *Fluctuat nec mergitur* – « Battu par les flots mais ne sombre pas ». Cela claque comme un signe sur mon chemin. Mais cette école a ceci de particulier qu'elle est adossée au prestigieux Institut Pasteur. La science est donc là, à portée de main. Des fenêtres des classes, je vois évoluer des hommes et des femmes en blouse blanche – un monde bizarre, peut-être magique. Un matin, soudain, j'aperçois, qui gambade dans le caniveau, un lapin blanc aux yeux rouges, sans doute échappé d'un laboratoire ou plus probablement sauvé par un laborantin – que je capture et dépose dans un parc. Je prends alors conscience qu'il se passe là, à côté, des choses mystérieuses. Cependant, je n'ai rien d'un prodige en science et tout de l'élève médiocre. J'essaie de comprendre ce qu'on attend de moi, mais je peine, faute de maîtriser les codes que personne dans mon entourage ne peut me transmettre. Je vais donc devoir les découvrir par moi-même.

L'école primaire de l'époque, qui sépare encore les garçons et les filles, est maltraitante. Les bavards se retrouvent attachés sur leur siège, les mains dans le dos, du scotch sur la bouche. Ils reçoivent des fessées déculottées à coups de règle devant toute la classe. Une institutrice enferme même les élèves turbulents dans un placard qui contient un authentique squelette utilisé en cours de biologie. J'y passe quelques heures avec une vue imprenable sur l'ossature du corps humain. Un autre enseignant me marque, car il tabasse carrément les enfants. S'emparant de l'élève turbulent, il l'emmène dans un cagibi d'où s'élèvent le bruit des coups et les pleurs. Des pratiques d'un autre âge, inconcevables dans les années 2000 – sinon quel scandale ! De sa part, je reçois quelques claques « bienveillantes », mais étrangement il me prend sous son aile pour essayer de me faire avancer. Il semble tenir à ce que je progresse. À la fin de l'année de CE2, il offre un Petit Larousse aux moins aisés d'entre nous. Avec ce dictionnaire s'ouvre tout un monde d'histoires et de mots, riche en cartes, drapeaux et autres images. Je garde mon trésor tout l'été au plus près de moi, désirant tout apprendre, chaque définition de chaque mot de chaque page. Mais à la rentrée éclate une affaire d'importance : cet instituteur s'est servi dans la caisse de l'école pour l'achat des livres ! Nous devons donc les rendre et perdre notre trésor. Une sanction indirecte mais tellement humiliante pour nous, enfants de familles modestes. Ce jour-là, je ressens la honte, l'injustice et la violence causée par l'absurdité et la cruauté des adultes. Je comprends aussi que la vie se présente comme un combat sur tous les fronts.

Déjà, à l'école, je ne sais pas vraiment qui je suis : Français ? Immigré tunisien ou polonais ? Ma mère parle arabe avec ma grand-mère et, naïvement, je crois qu'elles s'expriment en anglais… Mon père connaît quelques mots de polonais mais, à la maison, le français demeure de mise. Mon nom de famille, Zal, n'est pas commun, loin des Dupont ou Durand. Parfois, on m'appelle « Sale » ou « le Polak ». Les enseignants pensent tous que mon nom a été raccourci par les services de l'immigration car, pour eux, un Polonais doit forcément s'appeler Zalenski et l'administration a sans doute voulu faire plus simple. Mais non ! Je suis fier de mon nom. Je le trouve joli, bien équilibré : trois lettres, Z et A, la dernière et la première lettre de l'alphabet, et ce L, la lettre centrale. Comme une énigme à résoudre. Il claque comme une marque ou un nom d'artiste. Et surtout, je peux signer du Z de Zorro en jouant avec mes camarades de classe dans la cour de récréation…

Mes meilleurs copains sont tous d'origine immigrée : Algériens, Marocains, Yougoslaves, Portugais, Espagnols. Je songe à Luis Yahiaoui, de père algérien et de mère espagnole. Ensemble, on fait les quatre cents coups et on imagine notre avenir les yeux perdus dans le ciel de Paris où volent les avions très haut. Leurs traînées blanches symbolisent pour nous quelque chose de magique. Un jour, ils nous emporteront forcément ailleurs, jusqu'en Amérique, loin de cet environnement pesant et violent. Mais ce ne sont là que des rêveries d'enfants car, en réalité, je me destine aux chantiers comme mon père, qui m'apprend à tout faire dans une maison – maçonnerie, électricité, plomberie –, ce qui me servira beaucoup plus tard. Il construit tout de ses mains, ce qui m'épate. « Ce n'est pas l'intelligence du diplôme qui donne la force de caractère d'une personne, dit-il. N'importe qui peut y arriver quand il a de la volonté. » Ces mots et ces valeurs, que je transmettrai à mes propres enfants, resteront gravés à jamais en moi.

Pour viser un CAP dans le bâtiment, on m'inscrit au collège Georges-Duhamel dans le XVe arrondissement. En soi, l'entrée au collège constitue déjà un exploit familial, mais c'est surtout une épreuve, tant pour les enseignants que pour moi. Devenu un élève ingérable, rebelle et impétueux, j'ai intégré les règles de la rue et, en chef de bande, je sais jouer des poings quand il le faut. Alors, je me bats souvent pour me défendre ou défendre les autres. Ce goût de la rébellion et de la bagarre me servira tout au long de mon parcours, selon les codes de la sélection darwinienne de la rue et de la vie. Au collège, c'est bien sûr mal vu. Pourtant, malgré les avertissements, je réussis à grimper de classe en classe, avec cette conscience aiguë que l'on peut me virer du jour au lendemain. Durant mes heures passées dans le bureau du principal et du surveillant général, plus d'une fois je sens le vent du boulet, mais je m'accroche, retenu par l'envie d'aller de l'autre côté des océans et de monter dans des avions et par mon intérêt pour la biologie. Les animaux sont ma passion. Je ramène à la maison toutes les pauvres bêtes en détresse que je trouve sur mon chemin, moineaux, pigeons, que ma mère horrifiée remet dehors aussi sec.

En cinquième, ma professeure de sciences naturelles est exceptionnelle et je suis intensément ses cours, passionné par cette matière qui semble m'inviter à découvrir un monde inconnu. J'ai vu mourir mes deux grands-pères dans de très grandes souffrances au terme de ce que l'on appelle pudiquement « une longue maladie », le cancer. Que le corps humain puisse se dérégler ainsi jusqu'à la mort me plonge dans une profonde perplexité et m'intrigue. Mais, un jour, cette professeure de biologie que j'aime tant m'occasionne un choc alors qu'elle égrène les notes d'un contrôle. Elle m'assène un zéro pointé, assorti de cette remarque si cinglante que je ne l'oublierai jamais : « Vos réponses sont justes mais en dehors de vos connaissances. » Cette sentence signifie que j'ai répondu correctement mais avec d'autres données que celles imposées par l'Académie. Je comprends alors que pour être bien noté à l'école – et peut-être dans la vie en général – il faut juste répéter ce qu'on nous enseigne. Se contenter d'être un bon perroquet sans penser par soi-même. Dans le système scolaire pilier de l'Éducation nationale, toute tête hors norme est condamnée à l'échec, il ne faut surtout pas sortir du cadre. En réaction, je me dis qu'un jour, ce sera moi qui écrirai les prochains chapitres des livres de biologie afin de n'être plus jamais « en dehors de mes connaissances ».

En fin de troisième, le verdict tombe. On veut m'orienter vers un BEP. Pourtant, j'ai envie de persévérer dans la voie générale. Je m'épanouis dans mes apprentissages en dépit d'un niveau très moyen. À défaut d'avoir un cerveau ultra-rapide ou une solide culture générale, je peux m'appuyer sur une mémoire visuelle quasi miraculeuse et sur une grande capacité de travail inculquée par mes parents. Ceux-ci tentent bien de s'opposer à cette orientation forcée, mais leurs désirs ne sont pas pris en considération. Seules les décisions de l'Éducation nationale font autorité. Ma grande sœur s'en mêle pour me défendre. « Vous ne pouvez pas l'empêcher d'aller au lycée. Donnez-lui sa chance », plaide-t-elle auprès des professeurs. Nous finissons par obtenir gain de cause, mais dans une filière technique. Après moult péripéties, j'intègre un lycée du XVe arrondissement en spécialité « gestion » puis, en première, un grand établissement parisien, en filière classique, le lycée Buffon, du nom du grand chercheur naturaliste du XVIIIe siècle. Cette accession ne signe pas pour autant la fin des difficultés. La philosophie et les mathématiques ne m'intéressent pas. Je passe mon temps à observer la rue, symbole de liberté. Lorsque je repasse à cet endroit, je me remémore toujours ces moments. Admis en terminale D, option sciences naturelles, je termine bon dernier de la classe avec de sales notes partout sauf en biologie. Lorsque le bac se profile, ce graal jamais atteint dans ma famille, je me persuade que je ne l'aurai pas. Prophétie autoréalisatrice : je le rate. Avec un redoublement inévitable et quelques cours de mathématiques payés par mes parents, j'obtiens, lors de mon second bac, un 4 en maths… mais un 20 en biologie ! Je finis par décrocher le diplôme, au rattrapage, le 19 juin 1986, triste jour de la mort de Coluche, mon humoriste préféré. Ce souvenir du bac reste donc plutôt mitigé. Pourtant le monde s'ouvre à moi et je laisse derrière moi une période de grande souffrance scolaire. Résilience et persévérance sont des mots qui résonneront toujours à mes oreilles.

Au même instant, je deviens un ovni pour ma famille. Même si mes parents ressentent une certaine fierté, assez retenue, ce baccalauréat va opérer une sorte de cassure insidieuse dans mon univers familial. La suite n'arrangera rien. Au fil du temps, je vais devenir à leurs yeux un intrus quittant sa caste sociale pour entrer dans le temple des intellectuels, l'université. Seule ma sœur restera vraiment proche de moi. Ce bac, c'est aussi sa réussite. Sans elle, je n'aurais jamais parcouru un tel chemin.

3.
Mon rêve : devenir Cousteau

Un matin d'octobre 1986, je franchis l'immense grille métallique de l'université Pierre-et-Marie-Curie, ornée de ces mots impressionnants : *UNIVERSITÉ DE PARIS – FACULTÉ DES SCIENCES*, en vue de préparer un DEUG B (Biologie des organismes et des populations). J'ai toujours aimé passer devant ce bâtiment en me rendant au Jardin des plantes pour visiter la galerie de paléontologie et d'anatomie comparée, la galerie de minéralogie et de géologie ou encore celle de botanique, toute proche du Muséum national d'histoire naturelle. Cette fois, j'y pénètre auréolé de mon statut d'étudiant. Le monde universitaire s'ouvre à moi, mais j'ai perdu l'ensemble de mes camarades de rue et de classe, tous orientés vers des horizons différents. Est-ce une trahison de ma part ? Ou simplement mon propre chemin ?

En sortant de la bouche du métro place Jussieu, j'aborde un monde totalement inconnu, celui des étudiants qui, une sacoche à la main, se déplacent rapidement entre deux cours très importants ou profitent de la vie au soleil d'une terrasse de café en refaisant le monde. Auparavant je les enviais de loin, et maintenant je suis des leurs, ma « collante » en poche, comme on appelle la grande feuille perforée striée de lignes blanches et vertes comportant les notes du bac et la précieuse mention *Admis*. Ce sésame me permet d'étudier ce que j'aime le plus au monde : la biologie.

Ce matin-là, je découvre une grande esplanade encadrée par une entrée bariolée de calligraphies qui témoignent de plusieurs luttes estudiantines. Je déambule dans ces bâtiments montés sur pilotis ouverts à tous les vents, dans un dédale de tours numérotées qui encadrent la tour centrale, un donjon qui me rappelle la tour Montparnasse, le phare du quartier de mon enfance. En ce lieu sont enseignées toutes les sciences dont j'ai lu les noms sur le portail métallique du quai Saint-Bernard le long de la Seine : biologie, chimie, physique, géologie, médecine, physiologie… une véritable encyclopédie scientifique à ciel ouvert. Les premiers jours, je suis perdu, déboussolé, tous mes repères s'effondrent dans ce labyrinthe de couloirs, d'étages et de sous-sols. Tout est si vaste, avec tellement d'étudiants de toutes sortes, telles des fourmis nourries par la recherche, la science, la connaissance. Je passe d'amphi en amphi, dans des cours magistraux tous plus intéressants les uns que les autres : biologie animale et végétale, physiologie animale et végétale, zoologie, biologie comparée, biologie cellulaire, biologie moléculaire, biologie du développement, embryologie, etc. Enfin, j'aime les études !

Je pourrais, comme tous mes nouveaux amis étudiants, profiter de cette nouvelle vie qui m'apporte tout ce dont j'ai rêvé : apprendre et m'enrichir de toute cette connaissance, réviser et me divertir avec eux. Mais le destin en décide autrement. Ma bourse de l'État français a permis de payer mon inscription et quelques livres, mais ne suffit pas à couvrir la totalité du coût de ces années d'études parisiennes. Je dois donc travailler en parallèle. À cette époque, pour étoffer les revenus familiaux, ma mère garde des enfants à domicile dans un plus grand appartement finalement obtenu. Dans notre foyer devenu une véritable crèche, elle accueille un bébé, une petite Jeanne, fille d'un chercheur de renom, Pierre Lamaison, directeur du laboratoire d'anthropologie sociale géré par le CNRS, le Collège de France et l'École des hautes études en sciences sociales. Rien de moins ! Ce contact est inespéré au moment où je cherche un travail pour compléter ma bourse. Ma mère s'en ouvre à ce grand chercheur.

– Mon fils va faire des études à Jussieu, mais la vie d'étudiant est si chère et nous ne pouvons pas l'aider. Auriez-vous un emploi à lui proposer pour qu'il finance sa scolarité ?

Et, ô grâce, me voici du jour au lendemain embauché rue du Cardinal-Lemoine à deux pas de Jussieu dans le laboratoire de… Claude Lévi-Strauss. Je n'en crois pas mes yeux ! J'ai 20 ans, avec mon bac décroché au rattrapage, et je débarque dans le laboratoire du plus fameux anthropologue français, à l'aura internationale. Qui plus est, celui-ci travaille avec Françoise Héritier, autre célèbre anthropologue française, qui lui succédera. Me voici dans le saint des saints, moi qui ai tant détesté l'école et à qui on a seriné du primaire au lycée qu'il ne ferait jamais d'études. Or tous ces personnages illustres m'accueillent dans leur quotidien, m'adoptent et me prennent sous leur aile.

Mon travail consiste dans un premier temps à répondre au standard, à assurer l'accueil et à distribuer le courrier aux chercheurs. Je m'y engage à fond et je commence à échanger simplement avec les grands qui composent cet institut : Monique Chevallier-Schwartz, Philippe Descola, Nicole Belmont, Patrice Bidou, Pierre Bonte, Isac Chiva, Michel Izard, Ariane Deluz, Emmanuel Désveaux, Marc Abélès, Catherine Duby pour n'en citer que quelques-uns… Ces noms resteront à jamais gravés dans ma mémoire, car ils vont m'accompagner avec bienveillance durant tout mon parcours universitaire. Ils m'ouvrent les yeux sur le monde et m'apportent la preuve qu'on peut l'analyser en dehors des normes établies par nos civilisations occidentales. Mes cours magistraux passent bien vite au second plan et mes camarades se chargent de me transmettre les photocopies. En revanche, je ne loupe aucun des TD et TP, les travaux dirigés et pratiques. Cette situation me porte vers le haut. Je vois bien au-delà des préoccupations de mes amis étudiants. Tous ces savants m'expliquent les codes et m'ouvrent la voie. Petit à petit, je me sens intégré au monde de la recherche, celui du doute, du jugement personnel, délivré du savoir distillé dans les livres comme autant de vérités absolues. Rue du Cardinal-Lemoine, je découvre peu à peu l'intelligentsia universitaire. Je me nourris de toutes les discussions et prends mes repères au milieu de tous ces scientifiques. Pierre Lamaison travaille sur les sociétés rurales européennes et me dédicacera son magnifique ouvrage *Atlas de la civilisation occidentale : généalogie de l'Europe*. Françoise Héritier, dont les travaux s'orientent vers la parenté, les sociétés humaines et la famille, me rédige une lettre de recommandation que je conserve toujours comme une relique. Elle m'explique avec générosité les différents parcours universitaires. Et je côtoie même Claude Lévi-Strauss, le grand spécialiste des ethnies amérindiennes d'Amazonie, qui me gratifiera à son tour d'une dédicace sur son célèbre *Tristes Tropiques*. Pour ses 80 ans, toute l'équipe lui offre une estampe japonaise et un mini-concert privé au sein même du laboratoire. J'en suis ébloui !

Je suis tellement assidu à ma tâche que l'on finit par me confier une nouvelle mission qui tient particulièrement à cœur au Pr Lévi-Strauss : la remise aux normes d'un immense fichier baptisé le *Human Relations Area Files*, créé en 1947 par l'anthropologue américain George P. Murdock de l'université Yale, qui recense quatre cents ethnies du monde. Composée d'un million de pages écrites, cette nomenclature doit être classée par un système de codes. Je plonge donc dans ce gigantesque fichier en vrac, dans un amphithéâtre grandiose tout en bois vernis, chargé d'histoire, dont la porte est surmontée de la devise de Polytechnique : *Pour la patrie, les sciences et la gloire.* Trente ans plus tard, la bibliothèque Claude-Lévi-Strauss est la seule dépositaire de l'exemplaire papier de ce trésor que je suis très fier d'avoir remis en ordre. On doit encore trouver mon écriture sur les millions d'intercalaires qui composent cette mine d'or de l'anthropologie.

Cet outil de recherche, la plus grande base ethnographique au monde, permet de comparer des faits sociaux et culturels présents et passés de différents groupes humains étudiés sur la planète. En triant ces fiches, je comprends un fait majeur en anthropologie sociale : la notion de normalité est subjective. Ce qui est « normal » pour nous ne l'est pas pour d'autres. Par exemple, le groupe ethnique Fang est une ethnie patrilinéaire du Gabon. Ses mœurs en matière de fécondité et de stérilité sont très intéressantes à étudier. En effet, le premier enfant d'un couple est donné à une femme stérile. Telle est leur norme. Chez nous, cette pratique serait inapplicable et même scandaleuse. Il suffit de se remémorer les longues discussions et violentes polémiques autour de la PMA et de la GPA[1]. La norme est bien quelque chose d'arbitraire. Cette expérience m'a ouvert l'esprit sur le vaste monde dans toutes ses composantes. Le doute, l'analyse, le recul sont, depuis, un facteur intrinsèque à ma réflexion. Cette large vision me

1. Procréation médicalement assistée et gestation pour autrui.

renforce encore dans l'idée que je dois penser par moi-même, en dehors du cadre. Je vais passer cinq années ainsi à classer ces fiches, à en lire beaucoup, tout en discutant avec ces grands chercheurs. Je les côtoie sans vraiment bien mesurer ma chance : je vis la science avec ceux qui l'écrivent. Dans ce laboratoire prestigieux, je savoure une période merveilleuse de conquête du savoir, toutes barrières sociales abolies. De plus, je gagne enfin ma vie et ne dépends plus de mes parents et des 10 francs d'argent de poche hebdomadaire qu'ils peuvent seulement me donner.

Mes études pâtissent forcément un peu de cet apprentissage parallèle et, de fait, je finis toujours par décrocher mes examens au rattrapage, en septembre. À 21 ans, une fois mon DEUG en poche, je suis inscrit à un cycle de conférences sur la vie marine à l'Institut océanographique, rue Saint-Jacques à Paris, rebaptisé depuis Maison de l'Océan. Cette institution fondée en 1906 par Albert Ier, prince de Monaco, est une magnifique bâtisse chargée d'histoire dont les peintures et les boiseries exaltent les débuts des grandes expéditions océanographiques. Connaissance des océans, soutien à la recherche scientifique pour éclairer l'action politique internationale… la Principauté se distingue en effet par son engagement pour la planète bleue depuis plus d'un siècle. Or, un soir, Jacques-Yves Cousteau en personne est invité pour présenter l'un de ses films sur l'exploration du Danube, épisode d'une série d'envergure sur les grands fleuves. Moi qui l'ai tellement admiré à la télé, en noir et blanc, je le vois en vrai et en couleurs, avec son costume bleu et son col roulé blanc. Je suis ébahi, subjugué, l'icône de mon enfance se tient à quelques mètres de moi. Mon rêve se réalise, porté une fois de plus par le hasard. Ou le destin. Un monde fou se presse dans l'amphithéâtre bondé pour regarder le film puis boire les paroles du grand homme lors de la conférence qui suit. Des auditeurs sont même assis sur les marches, dans les travées de ce lieu magistral. Aux murs, de magnifiques peintures de Louis Tinayre représentent le prince Albert Ier de Monaco sur le pont du navire océanographique *Princesse Alice*, observant l'océan ou en pleine action de recherche avec des scientifiques embarqués. À la fin de la conférence, je me lève, et toute timidité envolée, je me dirige vers l'orateur. Je veux le remercier, lui dire à quel point il a bercé mon enfance et m'a fait rêver. Je patiente pour lui parler, dans un état second. Trente secondes, dix minutes, je ne me souviens plus, mais autant d'instants qui amorcent les contours de mon futur. Quand vient mon tour, devant mon héros, le commandant Jacques-Yves Cousteau en personne, je ne bafouille pas trop et lâche d'une traite :

– Vos émissions m'ont fait rêver. Comment pourrais-je faire le même métier que vous ? Comment fait-on pour devenir le commandant Cousteau ?

Il me regarde en riant mais me répond avec bienveillance et paternalisme :

– Si vous le voulez vraiment, jeune homme, continuez vos études, faites de la biologie marine, décrochez un diplôme d'études approfondies en océanographie. Si vous êtes très bon, faites une thèse, et si vous êtes excellent entrez au CNRS ou à l'IFREMER, faites-en votre métier. Vous pourrez alors naviguer sur les océans et peut-être plonger à bord de sous-marins comme j'ai pu le faire.

Je m'éloigne littéralement en lévitation, comme si j'avais entendu la parole de Dieu, une vérité absolue. Le commandant Cousteau, en personne, vient de tracer ma feuille de route ! À partir de là, c'est la métamorphose. Je travaille d'arrache-pied avec un seul objectif : suivre la voie du Commandant.

Mes résultats grimpent en flèche et je finis les années de licence et de maîtrise major de ma promotion, avec mention très bien et des notes proches de 20/20. Pour la première fois de mon existence, je suis le premier en tout. J'ai enfin un but défini, un objectif, et mes rêves de voyages, de mer et de découverte sont ravivés. J'y arriverai.

4.
Embarquement pour le Pacifique

Comment suivre les recommandations du commandant Cousteau alors que sonne pour moi l'heure du service militaire, auquel je ne peux me soustraire ? J'ai déjà repoussé une première fois l'échéance en effectuant une préparation militaire dans l'armée de l'air, mais je n'ai plus d'échappatoire : je pars faire mes classes à Chartres durant deux mois. Je découvre un monde parallèle au monde civil, avec ses propres règles que, je l'avoue, j'ai du mal à comprendre. J'en ressors sous-officier, sergent Zal, affecté au bureau de recrutement de l'armée de l'air à Paris, à proximité du domicile de mes parents. Ma mission consiste à aller recruter de futurs militaires dans les écoles et les salons étudiants. On est bien loin de l'océan et de ses embruns…

Cependant, mon service militaire me laisse assez de temps pour suivre discrètement, en candidat libre, une autre maîtrise, d'océanographie physique cette fois, toujours à l'université Paris-VI que je continue de fréquenter pour cultiver mes relations et ne pas me faire oublier. C'est là qu'un jour, dans les couloirs de Jussieu, je tombe en arrêt devant une petite annonce affichée par mon ex-professeur de physiologie comparée – un excellent professeur qui m'avait régalé de ses cours tout au long de mes quatre années d'études, car il distillait son savoir avec passion, notamment sur la biologie des sources hydrothermales profondes, un environnement sous-marin extraordinaire nouvellement exploré dans les années 1980[1]. À son tour, ce professeur charismatique, André Toulmond, va changer le cours de mon existence. L'annonce spécifie seulement qu'il s'agit d'un travail de recherche sur les sources hydrothermales profondes. Le choc. Un signe du destin.

Recherche étudiants pour embarquer sur un navire océanographique et effectuer des travaux de physiologie et de zoologie sur des vers marins présents sur les sources hydrothermales profondes, à 13° N dans l'océan Pacifique au large des Galápagos.

J'appelle aussitôt.

– Monsieur Toulmond, bonjour. Vous avez été mon professeur en biologie. Je suis partant pour la mission.

– Que faites-vous, jeune homme, à l'heure actuelle ?

– Mon service militaire.

– Alors c'est impossible. Vous n'aurez jamais l'autorisation, car nous devons embarquer à San Diego sur un bateau appartenant à la Navy américaine. Votre hiérarchie n'acceptera pas qu'un militaire français embarque sur un tel navire, et vous n'aurez certainement pas six semaines de permission.

J'en ai les jambes coupées. Littéralement. Mon rêve, à ma portée, va m'échapper. Je m'insurge. Mon statut de militaire pourrait me priver d'une première expédition de six semaines en plein océan Pacifique ? J'enrage au point de me mettre à harceler le professeur en l'appelant tous les jours. Sa secrétaire réceptionne mes appels répétés (« Encore vous, monsieur Zal ! ») et, gentiment, elle prend message sur message. Je me déplace aussi à son

1. Indépendant de la photosynthèse, cet écosystème est basé sur l'énergie du soufre utilisée par des bactéries sulfo-oxydantes. Ces bactéries sont à la base de la chaîne alimentaire de ces véritables oasis de vie par –3 500 mètres sur la dorsale océanique de l'Est-Pacifique, proches de volcans sous-marins. Les scientifiques parlaient à l'époque d'une découverte majeure sur l'origine de la vie sur Terre.

bureau, je demande à le voir, je fais le pied de grue à la sortie de ses cours. Une vraie sangsue pour faire capituler le scientifique.

– J'ai une autre candidate qui, elle, n'a aucune contrainte. Elle est prête à embarquer avec moi… Mais vu votre entêtement, votre motivation et votre persévérance, je vais vous donner une chance. Si votre colonel vous donne l'autorisation de partir et qu'il accepte de vous couvrir, je vous prendrai dans mon équipe.

Je suis euphorique ! L'après-midi même, je me présente devant le colonel, imposant derrière son bureau, en uniforme bardé de décorations. Il me reçoit, un peu étonné qu'un simple bidasse ose venir frapper à sa porte pour solliciter un entretien. Je lui déverse mon histoire : Cousteau, ma passion, l'opportunité, les Galápagos, mes rêves… Je n'arrête pas de parler, d'expliquer, d'argumenter et je le vois se détendre et esquisser un sourire. Puis il m'interrompt :

– Sergent, vous n'avez pas le droit de partir, car vous êtes sous les drapeaux. Mais je peux peut-être arranger les choses. À une seule condition…

J'écarquille les yeux. Mon cœur, battant la chamade, semble sur le point d'exploser.

– Je suis collectionneur de sables du monde entier. Si vous me promettez de me ramener du sable du fond du Pacifique, je vous laisserai partir et je vous dirai comment prolonger votre permission au-delà de ce qu'il vous reste.

C'est la chose la plus inattendue et loufoque qu'il m'ait été donné d'entendre, mais je masque mon étonnement.

– Bien sûr, mon colonel.

J'accepte avec vigueur de lui rapporter tout ce qu'il souhaite en échange de son laissez-passer. Tous les sables océaniques du monde. Ce que j'ignore encore, c'est que le fond de l'océan Pacifique est fait d'obsidienne, une roche vitreuse volcanique composée de silice, mais de sable tel qu'il l'entend… point ! Qu'importe. Avec le recul, ma gratitude à son égard est immense. Sans le savoir, il m'a permis de réaliser et de vivre ma passion, l'océanographie, la biologie marine, la recherche. Et surtout d'amorcer la découverte de ma vie. En sortant de son bureau, je m'empresse d'appeler André Toulmond. Je jubile.

– Professeur, j'ai les autorisations du colonel ! Officiellement, je serai en permission pendant toute la durée de la mission océanographique.

– Bravo, jeune homme, pour votre persévérance, me répond-il. Vous embarquez avec moi pour cette mission. J'espère que vous n'avez pas le mal de mer et que vous possédez un passeport. Rendez-vous la semaine prochaine pour que je vous explique ce que j'attends de vous.

Le Pr Toulmond m'apprend alors qu'en réalité c'est son épouse, Claude Jouin-Toulmond, spécialiste des archiannélides et de microscopie, qui aurait dû embarquer avec lui. Mais elle est empêchée, et donc je vais passer beaucoup de temps avec elle pour recueillir toutes les informations nécessaires à cette expédition. Dans ces années 1980-1990, la microscopie est en pleine révolution. Les Toulmond possèdent des microscopes électroniques à balayage et à transmission, et Claude Jouin-Toulmond, pionnière en la matière, a déjà réalisé les premières photos de microscopie électronique à balayage de vers hydrothermaux. Elle m'explique tout ce qu'il me faut savoir pour la remplacer lors de cette campagne. Ma mission consistera à monter un laboratoire sur le bateau océanographique, à trier de la microfaune, fixer des animaux marins, les inclure dans de la résine ou de la paraffine, à faire des coupes au microtome (lame ultra-fine), à les colorer ou les ombrer, à analyser tout cela en 3D… J'apprends un petit protocole, une sorte de recette de cuisine, pour trier les vers et les inclure dans du formol salé afin de les rigidifier et de les découper. Elle m'enseigne la coupe des tissus, la coloration pour identifier les cellules, les mitochondries (centrales énergétiques de la cellule), les gamètes (cellules reproductrices), etc. Tout cela est nouveau pour moi. La mise en place de ce laboratoire est ma première expérience de travail autonome et, qui plus est, sur un navire en perpétuel mouvement où tout doit être fixé et sécurisé en cas de grosse houle ou de tempête. Claude Jouin-Toulmond tient pour moi un rôle de mentor extrêmement précieux et bienveillant. Je rencontrerai très peu de scientifiques comme elle sur mon chemin. Elle m'a appris à écrire des protocoles, à les mettre en œuvre, à étudier des échantillons, à faire de la bibliographie (le recensement des études précédentes) et surtout elle facilitera, à mon retour, la publication de mon premier article scientifique en premier auteur dans les *Comptes rendus de l'Académie des sciences*[1].

Partir en campagne océanographique est une véritable expédition charriant des tonnes de matériel, des caisses de toutes tailles mais aussi de petites boîtes pleines de tubes, de seringues, de formol, de produits chimiques, de bocaux, d'outils à dissection, d'étiquettes, de cahiers de laboratoire… qui sont apportés à Brest pour être conditionnés dans des containers ensuite acheminés jusqu'à notre navire océanographique, le vaisseau de recherche R/V *Vickers*. Puis le départ se fait à San Diego depuis la Scripps Institution of Oceanography, l'une des deux plus grandes institutions américaines en océanographie avec la

1. Zal F. *et al.*, « Sexual dimorphism in *Paralvinella grasslei*, a polychaete annelid from deep-sea hydrothermal vents », *Compte rendu hebdomadaire des séances de l'Académie des sciences*, 1994, n° 317, p. 42-48.

Woods Hole Oceanographic Institution, pour deux mois de mer au large des Galápagos.

12 février 1992. En ce grand jour, l'aventure débute à l'aéroport Charles-de-Gaulle, où je retrouve André Toulmond. Officiellement, je suis donc en permission militaire. Passeport et billet en poche, visa scientifique, ordre de mission du CNRS. Me voici à l'aube de vivre comme sur la *Calypso* du commandant Cousteau. Avant cela, je vais prendre l'avion pour la première fois… Le vol va durer vingt-deux heures vers la côte ouest des États-Unis en passant par Atlanta. Dès notre arrivée à San Diego, direction La Jolla, site historique de l'institution Scripps. Le *Vickers* est là, à quai. Imposant, impressionnant.

Le soir, je m'endors pour la première fois dans une cabine de bateau, sur une bannette qui me rappelle les trains-couchettes de mon enfance. Je partage l'endroit avec deux autres Français et, malgré le décalage horaire, je parviens à dormir pour me réveiller tôt, car j'ai énormément de tâches à accomplir avant que notre navire largue les amarres. Le Pr Toulmond, qui m'autorise à le tutoyer et à l'appeler André, m'emmène faire des achats dans le centre de San Diego. Petit à petit, nous rencontrons les membres d'équipage et les scientifiques. Mais mes connaissances en anglais sont nulles et je me retrouve brutalement confronté à la barrière de la langue. Une inquiétude me traverse : comment vais-je faire pendant six semaines ? Le lendemain, nous appareillons direction 13° N dans le Pacifique, au large des îles Galápagos et de l'île française de Clipperton. Même si le navire est très grand, je m'aperçois que l'espace est assez restreint et que l'on en fait vite le tour. Accompagnée par des pélicans et des fous de Bassan à pieds bleus, toute l'équipe scientifique regarde s'éloigner la terre.

5.
Au fond des abysses

Mes premiers jours sur le R/V *Vickers* sont difficiles. Le mouvement du navire, les bruits de moteur, l'odeur de la cheminée et du fuel mélangée à celles de la cuisine me donnent la nausée. Vivre jour et nuit sur un navire en mouvement complique l'acte le plus simple. Même se doucher est acrobatique. Je n'ai jamais connu cela, mais plus le temps passe et plus je m'amarine. Durant les quatre ou cinq jours nécessaires pour rallier notre zone de travail, nous installons notre laboratoire, situé dans un container climatisé à l'arrière du bâtiment. Je le partage avec trois scientifiques. J'y installe mes microscopes, loupes, réactifs, cahiers, étiquettes… Le moment idéal pour faire connaissance avec les scientifiques du bord, membres de la Scripps Institution of Oceanography et de Penn State University aux États-Unis.

D'emblée, le fait de fréquenter ces grands noms de la science m'intimide, d'autant plus que je m'exprime vraiment mal en anglais et que je dois progresser rapidement. Ai-je vraiment le choix, moi qui ai tant rêvé d'embarquer sur une campagne océanographique ? Au début, je me fais reprendre ou relire par des polyglottes. La difficulté s'accentue lorsqu'on me pose des questions formulées dans un anglais scientifique. Mais je ne renonce pas, j'écoute, j'enregistre les expressions, je note tout… et j'apprends tout bien plus vite qu'à l'école. À la fin de l'expédition, je reviendrai bilingue. Deux navires se côtoient sur le site d'étude : le R/V *Vickers* et sa quinzaine de scientifiques embarqués, et le R/V *Atlantis*, un bâtiment plus grand, de la Woods Hole Oceanographic Institution, avec à son bord deux fois plus de personnel. Le R/V *Atlantis* héberge, en outre, l'*Alvin*, un sous-marin habitable, propriété de l'US Navy. Malgré ses 16 tonnes, on le désigne comme un sous-marin « de poche » équipé pour descendre dans les abysses. Deux scientifiques et un pilote peuvent plonger jusqu'à neuf heures à –4 500 mètres. Avec ses deux bras robotisés, le sous-marin *Alvin* collecte des échantillons, et, grâce à lui, je vais pouvoir recueillir les premiers éléments du fond du Pacifique. L'objectif est d'étudier les vers marins. Ma mission est claire : récolter, observer et trier des milliers de spécimens, puis rapporter le résultat de mes recherches au laboratoire à Paris. Une tâche qu'on pourrait qualifier d'ingrate, mais qui sera pour moi déterminante.

L'*Alvin* plonge chaque jour avec trois personnes à son bord. Il s'immerge vers 7 ou 8 heures du matin pour refaire surface vers 19 heures. Les échantillons prélevés grâce à ses bras articulés sont déposés dans un grand panier disposé à l'avant. Une fois remonté à la surface, ce coffre, que les scientifiques appellent « le cercueil », fait l'objet de toutes les attentions. Les équipes se partagent les échantillons biologiques dans un ordre bien déterminé. D'abord les Américains qui s'intéressent aux vers géants du nom latin de *Riftia pachyptila*. Des vers tubicoles[1] mesurant jusqu'à 3 mètres de long, vivant en colonies de centaines d'individus dans les grands fonds. Puis les Français de l'IFREMER, département « Environnement profond », et ceux du laboratoire de biologie marine de Paris-VI, dont je dépends, qui étudient notamment

1. Se dit d'un animal qui vit dans un tube qu'il a lui-même édifié.

les moules géantes *Calyptogena magnifica* et *Bathymodiolus thermophilus*. Enfin vient mon tour. Je suis le seul à m'intéresser aux vers de la famille des *Alvinellidae* comme *Paralvinella grasslei* ou *Alvinella pompejana*, dits « vers de Pompéi », rencontrés près des cheminées hydrothermales profondes et connus pour leur résistance inouïe à la chaleur. En effet, des chercheurs ont montré qu'*Alvinella pompejana* peut vivre, sans dommages, dans une eau chaude à 105 °C. *Alvinella pompejana* vit dans un tube qui ressemble à un parchemin, recouvert de filaments bactériens. Son comportement fait penser à celui d'un petit mammifère qui entre et sort très rapidement de son tube comme une petite souris cherchant à se cacher. À vrai dire, ces vers n'intéressaient personne jusqu'à ce que le Dr Daniel Desbruyères, responsable du département « Environnement profond » de l'IFREMER de Brest, et le Pr Lucien Laubier, responsable de la création de l'IFREMER, deux scientifiques et biologistes marins de renom, décrivent ces espèces en 1980 et 1982.

Scientifiquement, le ver marin – on parle de ver annelé – appartient au phylum[1] des annélides répartis en trois grandes classes ; les oligochètes, comme les lombrics, très utiles dans nos jardins pour l'aération des sols ; les achètes, présents dans les ruisseaux, les rivières, qui sont des sangsues, des parasites qui sucent le sang de vertébrés ou de poissons ; enfin, principalement dans le milieu marin, les annélides polychètes, présents de la zone intertidale (située entre la marée basse et la marée haute) à la zone abyssale. Ces trois noms, oligochète, achète, polychète, leur ont été donnés par les taxonomistes qui les ont classés en fonction des soies existant ou non sur la surface de

1. En systématique, *phylum* (au pluriel phyla) est le deuxième niveau dans la classification classique des espèces vivantes, le premier étant le règne.

leur tégument[1]. Ces vers marins sont apparus à l'époque du Cambrien, voici 540 à 450 millions d'années et l'on trouve des fossiles d'annélides dans la faune de Burgess au Canada avant les crustacés décapodes. Ces exemples sont rares, car ce sont des organismes à corps mou; or seuls les organes solides se prêtent à la fossilisation permettant de dater l'apparition de cet embranchement. Cette datation n'a cessé de s'affiner avec l'utilisation des techniques de biologie moléculaire et d'évolution moléculaire. On dénombre quelque dix mille espèces différentes d'annélides dans le monde, qui diffèrent selon leur mode de vie, leur environnement, leur biologie.

Sans le sous-marin de recherche *Alvin*, on n'aurait pas découvert ces espèces vivant dans les abysses. Au bout d'une dizaine de jours, on me propose d'y embarquer pour plonger sur la dorsale océanique est-pacifique à -4500 mètres, soit près de l'altitude du mont Blanc mais sous l'océan! Je suis aussi excité que terrorisé. La préparation dure une journée. Nous descendons dans cet espace si exigu pour identifier les places qui seront les nôtres lors de la plongée. On y accède par une échelle métallique, ensuite retirée par les marins du pont, et on se retrouve dans une sphère de titane de 3 mètres de diamètre, bourrée d'électronique, avec un grand banc pour que le pilote puisse s'allonger et, de part et d'autre, pour les deux scientifiques embarqués, des coussins sommaires en contact direct avec le métal, épousant la forme sphérique. Chaque équipier dispose d'un hublot d'observation avec, en guise de vitre, un cône d'acrylique d'une vingtaine de centimètres d'épaisseur. On reçoit les consignes de sécurité, et le pilote est censé détecter la claustrophobie de ses passagers, car une fois le sous-marin en

1. Tissu vivant qui recouvre le corps, avec ses appendices.

descente vers le fond, il n'y a pas de remontée possible, hormis pour des raisons de sécurité. Une plongée coûte environ l'équivalent de 20000 euros, et chacune d'entre elles est planifiée des années à l'avance. Rien ne peut ni ne doit en perturber le déroulement. Avant chaque descente, une réunion analyse le programme avec les scientifiques, qui attendent parfois des années avant de mettre en œuvre leurs expérimentations au fond. Ils doivent suivre la check-list avec minutie. Une énorme responsabilité pèse sur leurs épaules, car le pilote ne fait qu'obéir à leurs demandes, et l'ensemble de la mission attend leur retour sur le pont.

Quand arrive le jour J, je n'ai pas beaucoup dormi. Je descends dans l'habitacle en T-shirt et short, mais j'emporte avec moi un jean et un bon sweat-shirt, car si l'eau de surface est à plus de 30 °C, la température à −4500 mètres sera de 2 °C. On s'installe. La mise à l'eau est toujours un événement et se déroule en présence de l'ensemble des membres de la mission. On ferme les écoutilles. J'ose demander au pilote s'il peut passer la musique du *Grand Bleu* de Luc Besson, ce film qui m'a tant fait rêver. La descente va durer environ deux heures. Elle est rythmée par le bruit du sonar, *bip*, *bip*… Les 200 premiers mètres se font dans le bleu, du bleu clair au bleu foncé, puis le gris et le noir absolu nous enveloppent, toujours au bruit du sonar, *bip*, *bip*… L'habitacle, éclairé par tous les boutons de commande du sous-marin, est baigné de la musique d'Éric Serra. Collé au hublot j'observe des flashs lumineux qui surgissent çà et là, dus au phénomène de bioluminescence des organismes marins qui produisent de la lumière. Des calamars et des requins à pointes noires viennent observer notre évolution. Plus nous descendons plus la température devient glaciale à l'intérieur du sous-marin et des gouttes de condensation perlent sur les parois métalliques de l'habitacle. Cette plongée est interminable. Nous coulons littéralement, chargés de lests – des sacs de grenailles. Soudain, plus aucune lumière, plus de contact avec le navire de surface, l'*Atlantis*. Le pilote nous informe qu'il s'agit d'un black out, une coupure électrique générale. Il faut qu'il redémarre l'ensemble des instruments et rétablisse le contact avec la surface. Durant une vingtaine de minutes, nous coulons au milieu du Pacifique, isolés de tout contact humain et avec la surface. C'est un grand moment de stress, mais le pilote plaisante, en habitué de ce genre de panne. Il a été de ceux qui ont plongé dans les entrailles de l'épave du *Titanic*, qui a sombré dans l'océan Atlantique Nord, au large de Terre-Neuve, dans la nuit du 14 au 15 avril 1912. Me voilà rassuré. Concentré, il remet en marche notre sous-marin en essayant de détecter les balises du fond océanique qui lui permettront de se positionner par triangulation. Ce faisant, il nous raconte son émotion en découvrant l'épave de l'immense paquebot, et notamment la vaisselle disséminée tout autour. Il nous décrit les instruments développés pour collecter ces assiettes, ces couverts et bien d'autres éléments qu'il devait manipuler à l'aide de bras téléguidés et de grosses ventouses maintenant ces précieux objets par aspiration. La machine est bel et bien repartie et on s'apprête à atterrir sur le fond. Le rythme du sonar se fait de plus en plus rapide, et tout à coup on s'écrase dans un bruit de verre brisé ! Le sous-marin vient d'écrabouiller d'énormes coussins de lave, constitués d'obsidienne, cette roche volcanique vitreuse qui forme le plancher océanique. Cette lave vitrifiée provient des entrailles de la Terre, elle est rejetée au niveau des dorsales océaniques par le volcanisme sous-marin à l'origine de la tectonique des plaques. L'ouverture de l'océan Pacifique de part et d'autre de la dorsale s'effectue à une vitesse d'environ 10 centimètres par an.

Au fond des abysses, environnement hydrothermal sur la bande océanique médio-pacifique, au large des Galápagos.

Au premier plan, des vers tubicoles géants, *Riftia pachyptila*.
En arrière-plan, des sources hydrothermales.

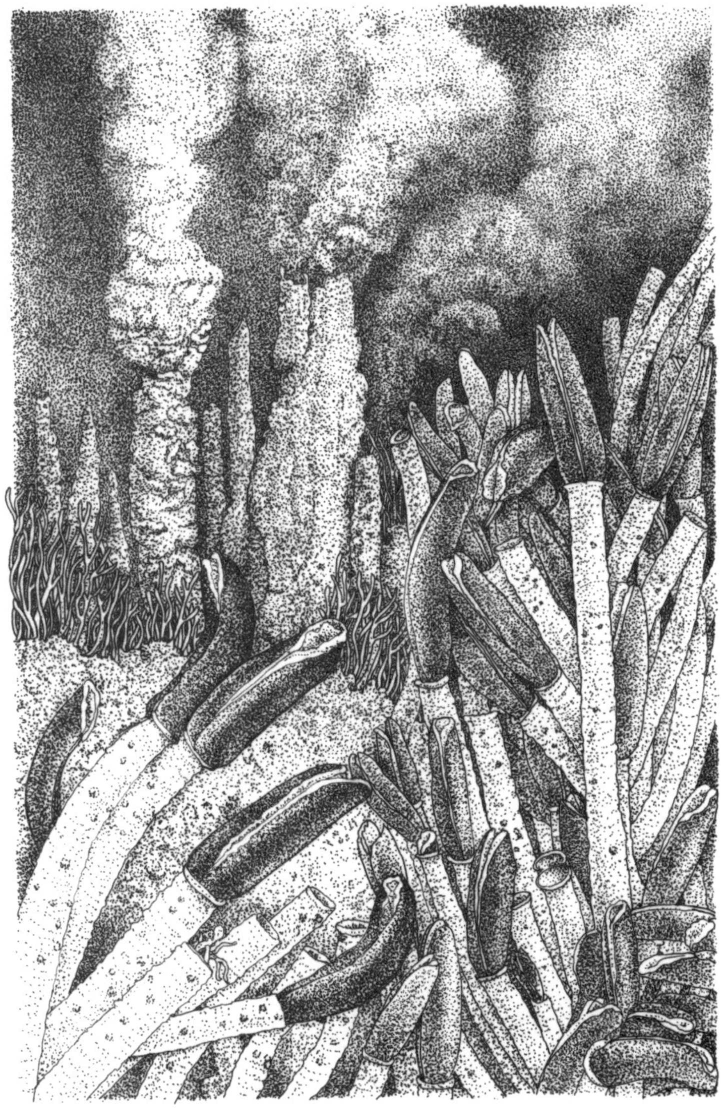

Afin de permettre au sous-marin de décoller du fond, le pilote largue des sacs de grenailles. Il allume les projecteurs et je découvre, émerveillé, les abysses. Le fond est noir ébène, vitreux, les blocs de lave forment des bulles avec, ici et là, des éponges pédonculées, des galathées (crustacés aux pattes très longues) toutes blanches, quelques crabes, d'énormes calamars attirés par la lumière des spots. Puis nous mettons le cap sur les balises déposées par les plongées précédentes pour indiquer la position des cheminées hydrothermales. Et soudain, je découvre autour de moi une véritable forêt de vers géants. Fantastique spectacle digne de *Vingt Mille Lieues sous les mers* ! Une multitude de vers tubicoles blancs de plusieurs mètres de haut sont fixés sur le basalte. Seules leurs branchies rouge vif surgissent des tubes puis y retournent à un rythme régulier. La grande curiosité de ces êtres vivants est qu'ils ne possèdent ni bouche, ni tube digestif, ni anus. Comment des vers géants peuvent-ils survivre sans se nourrir ? Leur observation révèle un mode de vie tout à fait particulier. Ils abritent dans un organe interne, le trophosome, des bactéries sulfo-oxydantes qui tirent leur énergie du soufre. Cet élément chimique, rejeté sous forme d'hydrogène sulfuré (H_2S) par le fluide issu des cheminées hydrothermales, se fixe à l'hémoglobine du ver et est transporté ainsi vers les bactéries qui le transforment en énergie. En échange, les bactéries procurent au ver des sucres et des composés organiques lui permettant de se nourrir. Des théories scientifiques émettent l'hypothèse que la vie sur terre aurait pu apparaître dans ces conditions extrêmes.

Au fond de l'océan, nous découvrons également les fameux petits vers *Paralvinella grasslei* et les vers de Pompéi qui vivent sur les cheminées hydrothermales dans du mucus. On ne les trouve nulle part ailleurs. Tous ces animaux sont ce qu'on appelle des *deposit feeders*[1] parce qu'ils prélèvent, sur le substrat dur, de la matière organique et des bactéries grâce à leurs filaments buccaux. Une foule de crustacés comme des galathées et des crabes blancs les consomment. Quand on parle de chaîne alimentaire, on évoque ce qui crée la matière organique jusqu'à l'échelon biologique le plus élevé. Là, en l'occurrence, ce sont des composés provenant des entrailles de la Terre, comme l'hydrogène sulfuré, qui sont à l'origine de la chaîne alimentaire de ces écosystèmes de l'extrême. Son premier maillon est constitué par les bactéries sulfo-oxydantes issues de la chimie du soufre. Dans *Vingt Mille Lieues sous les mers*, il est fascinant de lire que Jules Verne avait imaginé et décrit un monde s'en rapprochant avant même que ces écosystèmes soient découverts et avant même l'étude de la tectonique des plaques. Tel le capitaine Nemo, en plongeant dans les abysses, j'ai la chance d'observer ces animaux géants et pour la plupart blancs, crabes, vers, requins, poulpes, moules, dans un environnement chaotique et noir constitué de grandes cheminées hydrothermales de plusieurs dizaines de mètres de haut crachant un fluide chargé en éléments polymétalliques à environ 400 °C. Un voyage fabuleux et si rare : il paraît qu'il y a plus d'astronautes qui sont allés dans l'espace que de personnes qui ont visité les abysses.

Revenu à la surface, j'étudie le dimorphisme sexuel de ces vers et leur reproduction. Contrairement à la plupart des autres espèces de vers marins, la fécondation de leurs gamètes se fait de manière interne. Après de longues recherches, je parviens à expliquer le processus de reproduction, de la morphologie des spermatozoïdes à l'organe reproducteur. Ce sera l'objet de ma toute première publication dans les *Comptes rendus de l'Académie*

1. Alimenteurs de dépôts.

des sciences, alors que je ne suis même pas encore chercheur. Au début de cette expédition océanographique, mon niveau de connaissance était théorique, basé sur les cours magistraux. Au fil des travaux, je suis confronté à la science vivante qui permet de défricher des pans entiers de nouvelles connaissances sur un environnement lui-même tout juste découvert, une *terra incognita*.

À l'université, en biologie animale, l'un des travaux pratiques (TP) de zoologie porte justement sur le ver arénicole, que nous avons à disséquer. Tous les étudiants en taxonomie l'observent, car il sert d'exemple à la description des annélides. Ce sont des organismes d'une quinzaine de centimètres facilement dissécables, et dont chaque étudiant doit apprendre la structure, du premier au dernier segment corporel : prostomium, pygidium, métamères, soies, systèmes d'excrétion, système circulatoire, système reproducteur… Leur examen est un incontournable de notre cursus. Avant de m'embarquer, en révisant les cours du Pr Toulmond puis en étant guidé par Claude Jouin-Toulmond, je suis encore à des années-lumière de la recherche et de mes futures découvertes.

C'est seulement une fois à bord de ce navire océanographique que je deviens un chercheur au vrai sens du terme. Je suis certes inexpérimenté, mais l'équipage nous appelle « *scientists* » comme dans le titre de la chanson de Coldplay. Participer aux discussions avec tous les grands noms scientifiques évoqués durant mes cours, Horst Felbeck, Chuck Fisher, Jim Childress, Lauren Mullineaux, Françoise Gaill, Daniel Desbruyères…, me remplit de fierté. Pendant six semaines, je travaille avec eux, je mange avec eux, je vis avec eux, on fait la fête ensemble. Tous ces noms lus dans les livres, dans la presse, voilà que je les côtoie le plus naturellement du monde et qu'ils m'acceptent dans leur cercle des grands biologistes marins, des grands découvreurs dompteurs des abysses. Ils me racontent les détails de leurs précédentes aventures et arborent les T-shirts de leurs expéditions tels des trophées. Dorénavant, j'en porte un frappé du nom de ma première campagne océanographique, *HERO '92*. Je grandis d'un seul coup avec l'impression de passer de l'état d'étudiant à celui de grand chercheur, par simple osmose. Sans avoir encore rien fait ni rien publié, j'évolue dans la cour des grands, ceux qui font le prestige de revues scientifiques comme *Nature* ou *Science*.

Je prends le temps de consigner ce que je vis, ce que je ressens, ce que j'apprends dans de petits cahiers que j'ai conservés. Généralement, je suis le dernier couché – puisque je suis le dernier à aller chercher les échantillons dans le panier du sous-marin *Alvin*, que je vide et nettoie pour la plongée du lendemain – le plus souvent vers 3, 4 ou 5 heures du matin. Dès le lendemain, ça recommence. Ces missions tournent vingt-quatre heures sur vingt-quatre : ceux qui vont se coucher croisent ceux qui se lèvent. Un mouvement perpétuel, une ambiance hors du temps, détachée de la vie quotidienne, rythmée par les repas et les remontées et descentes du sous-marin. À cette époque, au début des années 1990, il n'y a aucun moyen de communication facile avec le continent, pas de portable à bord, pas d'Internet au milieu de l'océan. La passerelle reçoit juste des fax hebdomadaires par téléphone satellite, correspondant à la revue de presse de la semaine.

Fin mars 1992, la mission s'achève. Le R/V *Vickers* et le R/V *Atlantis* quittent la zone de travail et regagnent leur port, le premier à San Diego (Californie) et le second sur la côte est des États-Unis en passant par le canal de Panama. Avant de se perdre de vue, ils se saluent d'un coup de corne de brume.

Arrivés à bon port, nous profitons de quatre ou cinq jours de transit pour décompresser, ranger notre matériel, démonter les laboratoires et remplir les caisses de toutes tailles. Il faut surtout vérifier les containers d'azote liquide où sont stockés nos échantillons, tous plus précieux les uns que les autres. Six semaines de mer nous ont déconnectés des banalités de la vie terrestre. À San Diego, on sort faire la fête dans les bars de la ville, fiers du travail accompli. Puis, quelques jours après notre débarquement, on s'envole vers Paris pour reprendre une existence normale. Je dois finir mon service militaire, rejoindre mon parcours universitaire, retourner sur les bancs de Paris-VI, mais tout me semble fade après cette aventure. Il me tarde de regagner l'océan. Je ne peux pas me résoudre à l'idée qu'il s'agit d'une expérience unique dans ma vie. Je vais me battre et mettre toute mon énergie pour la réitérer.

De retour dans le bureau du colonel grâce auquel j'ai pu partir, je lui tends un petit pot de sable noir, « du soufre du fond de l'océan ». Il me remercie chaleureusement et m'assure que cette fiole sera en bonne place dans sa collection de « sables du bout du monde ». Je suis rentré au mois d'avril 1992 et je dois tenir jusqu'au mois d'octobre, la fin du service. Interminable ! Alors, je décide de travailler la nuit pour poursuivre les recherches. Je retrouve André et Claude, et ensemble, on s'attelle à trier, observer au microscope et annoter tous les échantillons collectés. Six mois de service militaire le jour et de travail dans le laboratoire de Jussieu le soir, au quatrième étage du bâtiment A plongeant sur le quai Saint-Bernard, le long de la Seine. Je suis donc intégré à part entière, enfin, dans un laboratoire.

Quand j'étais sur le bateau, j'avais annoncé à Claude Jouin-Toulmond avoir découvert un dimorphisme sexuel chez *Paralvinella grasslei*, à savoir que les mâles et les femelles étaient différents et qu'il ne s'agissait donc pas d'espèces distinctes comme nous le pensions avant l'expédition. J'avais trié et établi le « sexe ratio » de ces spécimens. De retour à Paris, nous commençons, elle et moi, à approfondir nos recherches pour démontrer scientifiquement cette intuition en nous basant sur des critères morphologiques internes et externes. Nous disséquons les organes reproducteurs pour décrire la morphologie des spermatozoïdes et des ovocytes de ces organismes prélevés dans les profondeurs des abysses. Un travail scientifique de fond très méticuleux. Claude me répète : « La science, c'est du temps pour observer, pour décrire, pour analyser, pour émettre des hypothèses, pour démontrer, il faut être aussi précis et minutieux ». Je découvre la rigueur scientifique nécessaire pour l'analyse, la démonstration, la preuve et la synthèse du tout. Elle m'enseigne mon futur métier de scientifique, mais, même si je l'ai touché du doigt, je dois encore décrocher un diplôme d'études approfondies (DEA), une thèse et un post-doc. Le commandant Cousteau m'avait prévenu, le chemin serait long, mais ma motivation, elle, est exponentielle.

6.
Un trésor sous le sable Ma découverte

Suivre les traces du commandant Cousteau en intégrant le DEA d'océanographie implique l'excellence. Or, les places sont rares : près de 300 étudiants en première année de DEUG pour 30 places en DEA et, au bout, une seule bourse pour effectuer une thèse. La concurrence est rude avec une sélection toute darwinienne. L'université Paris-VI possède trois stations d'océanographie situées à Roscoff, Banyuls et Villefranche-sur-Mer. Logiquement, mon choix se porte sur celle de Roscoff à laquelle est rattaché le laboratoire d'André Toulmond. Avec son aide et la recommandation de deux scientifiques de renom – Françoise Héritier et Jacqueline Goy, ichtyologue maître de conférences au Muséum national d'histoire naturelle, spécialiste des méduses –, je dépose une demande pour intégrer le fameux DEA d'océanographie biologique, dirigé par le Pr Paul Nival. Mon expérience d'une campagne océanographique et une sérieuse lettre de motivation complètent ma candidature. Après des semaines d'attente et de stress, la bonne nouvelle tombe : je suis pris en DEA d'océanographie à Roscoff. Quel soulagement ! C'est le signe que j'ai pris mon destin en main, que j'ai trouvé mon chemin.

Désormais, je mène de front mes cours à Paris-VI sur le campus de Jussieu et mon travail à la station biologique de Roscoff. Avec ma directrice de stage, Claude Jouin-Toulmond, je rédige mon mémoire de DEA, qui porte évidemment sur l'analyse des échantillons collectés dans le Pacifique. Quelques mois plus tard, je le dépose en même temps que ma publication scientifique dans les *Comptes rendus de l'Académie des sciences*[1], ce qui est quasiment inédit. Dès lors, je suis considéré comme scientifique, et non plus comme étudiant. L'ex-éternel dernier de la classe sort major du DEA. Ma fierté est totale. Une compétition s'engage ensuite pour l'obtention d'une bourse de thèse. Un seul postulant sur trente pourra en bénéficier. J'ai l'immense honneur de décrocher cette bourse. En moi se mêlent fierté et tristesse pour tous ces étudiants qui n'ont pas démérité et dont le parcours universitaire s'arrêtera là. Mais je me suis battu pour y parvenir et la passion de l'océan a révélé en moi une force insoupçonnée. Je savoure mon succès, mais une question me taraude, celle commune aux victimes du syndrome de l'imposteur : pourquoi moi ?

Grâce à ce sésame, je continue de travailler dans le laboratoire du Pr Toulmond. En 1993, j'ai la chance de repartir pour une nouvelle campagne océanographique durant laquelle je m'intéresse de près au système circulatoire des vers marins. Je cherche à comprendre le mécanisme par lequel ces espèces parviennent à respirer dans des conditions environnementales toxiques et drastiques. Je me focalise sur le sang, c'est-à-dire l'hémoglobine de ces animaux. J'étudie les relations entre les structures protéiques des pigments respiratoires de nombreux vers et leurs propriétés fonctionnelles colonisant les sources hydrothermales profondes – *Alvinella sp.*, *Paralvinella sp.*, *Riftia sp.*, *Tevnia sp.* –, mais également les pigments de

1. Zal F. *et al.*, « Sexual dimorphism in *Paralvinella grasslei*, a polychaete annelid from deep-sea hydrothermal vents », *op. cit.*

crustacés hydrothermaux comme *Bythograea thermydron*, *Rimicaris exoculata*. En analysant tous ces échantillons sur le bateau, une idée cruciale et fondamentale pour la suite de mes travaux s'impose : il me faut trouver un organisme de référence plus simple à étudier, plus facile d'accès et surtout vivant. En effet, lors des campagnes océanographiques, on travaille sur le vivant seulement pendant la période en mer. C'est la limite de l'exercice, car il faut fixer les animaux collectés ou les congeler pour les rapporter à terre et les étudier au laboratoire. Cette méthode me paraît trop restrictive, car on ne peut pas faire de la véritable écophysiologie sur des organismes entiers. De la même manière que j'ai travaillé sur les hémoglobines de ces vers hydrothermaux, je voudrais pouvoir travailler sur des organismes vivants que je pourrais étudier et soumettre à des expériences à loisir. À mon retour en Bretagne, la réflexion devient obsédante : « Sur quel organisme de référence pourrais-je travailler tous les jours à la station biologique de Roscoff ? » Posté devant la fenêtre de mon bureau qui donne sur la plage, je suis soudain frappé par l'évidence. À marée basse, j'observe tous ces petits tortillons de sable bien connus depuis mon enfance. Mais bien sûr ! Ce sont les traces du *buzuk*, un annélide que l'on appelle « arénicole » ou *Arenicola marina*. L'objet parfait pour mes recherches ! Le modèle de référence est là, posté sous ma fenêtre ! Je décide de me focaliser sur la compréhension de la physiologie respiratoire de l'arénicole et ainsi je pourrai avoir accès tous les jours à ces animaux. Une question me hante : « Comment ces animaux parviennent-ils à respirer dans deux environnements différents, sous l'eau (marée haute) et dans l'air (marée basse) ? » C'est ainsi que tout a commencé, par cette question qui m'a valu bien des moqueries. Combien de fois mes amis non scientifiques m'ont-ils demandé si les chercheurs du CNRS n'avaient pas mieux à faire que de s'intéresser à un ver et à sa respiration ?...

Il n'est pas besoin de plonger à 4500 mètres de profondeur pour vivre en milieu extrême. L'estran, la zone de balancement des marées, que tout le monde peut fouler en bottes, est en effet scientifiquement considéré comme un milieu extrême. Ce n'est pas tant le milieu qui est extrême, mais la variabilité des paramètres physico-chimiques qui inflige des conditions extrêmes aux organismes le colonisant. Pour nous humains, la plage est un environnement sympathique. On y pose sa serviette et on y passe du bon temps. Mais le ver dans le sable ne goûte pas les mêmes plaisirs. Il doit endurer les fortes variations de son micro-environnement : la marée haute puis la marée basse, tantôt dans l'eau salée, tantôt dans l'eau douce (les pluies), le froid puis le chaud, l'abondance de matière organique et sa raréfaction, la présence d'oxygène et son absence… Un organisme qui ne s'est pas adapté au cours de l'évolution à ce type d'environnement a probablement disparu de la surface de la Terre ou migré vers d'autres milieux lui permettant de subsister. En revanche, les espèces de l'estran, et notamment l'arénicole, vivent dans ces conditions depuis des millions d'années, en parfaite adaptation à cette variabilité. Je réalise soudain que je suis parti à l'autre bout du monde pour aller chercher des spécimens exceptionnels au fond de l'océan Pacifique et que finalement le plus intéressant d'entre eux, pour moi, est ce *buzuk*, un trésor sous le sable breton. Je vais désormais m'intéresser au système circulatoire de cette espèce et en faire le sujet de ma thèse : l'adaptation respiratoire des vers marins colonisant des environnements extrêmes, qu'il s'agisse de zones hydrothermales profondes ou de celles de balancement des marées, la plage ou l'estran. Le grand public tend à percevoir le *buzuk* comme un lombric, un organisme mou capable de se déplacer dans le sable. Or ce n'est pas le cas, car il vit dans une galerie de sable en forme de J et n'en bouge pas durant une grande partie de sa vie. Mais il est bien plus complexe que ça. L'arénicole est un invertébré qui a développé un système circulatoire aussi simple qu'ingénieux. Il possède l'équivalent d'une artère allant de l'avant vers l'arrière et d'une veine dans le sens inverse, un gros vaisseau dorsal et un même gros vaisseau ventral, que des capillaires relient en passant par les branchies. L'hémoglobine circule dans ce système vasculaire. Le ver a, en outre, une pompe cardiaque qui propulse son hémoglobine dans le système circulatoire.

À une extrémité se trouve l'anus, à l'endroit où apparaissent les petits tortillons de sable, ou turricules, sur la plage. À l'autre, la bouche par laquelle le ver ingère le sable, là où se forme un trou en forme d'entonnoir. Il opère un tri dans ce qu'il avale et relâche un sable plus faible en matière organique. Lors de la marée haute, il fait circuler l'eau dans sa galerie pour oxygéner ses pigments respiratoires par des contractions de son corps. Son hémoglobine se charge en oxygène jusqu'à complète saturation et se répand dans son système sanguin. Lorsque survient la marée basse, l'approvisionnement en oxygène s'interrompt, alors le ver arrête ses mouvements péristaltiques et l'hémoglobine décharge lentement son oxygène. C'est ainsi que l'arénicole peut attendre la prochaine marée haute.

L'étude de la physiologie respiratoire de l'arénicole nous oblige à prélever ces animaux sur la plage pour effectuer nos expérimentations au laboratoire. La station biologique de Roscoff offre toutes les commodités pour cela : des aquariums et l'accès à l'eau de mer directement au robinet. L'expérience

Ver arénicole (*Arenicola marina*) dans son habitat, sur la plage

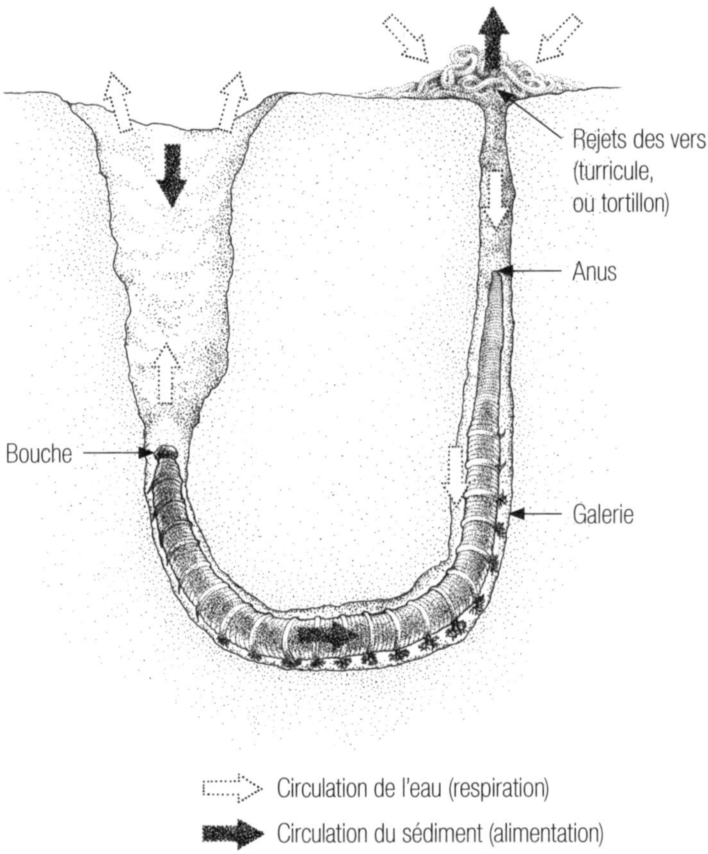

la plus intéressante consiste à soumettre les vers à des marées artificielles. Pour comprendre qu'un ver ne respire pas, il suffit d'insérer les arénicoles dans des tubes en verre en U simulant leur galerie et de les soumettre à des cycles artificiels marées hautes/marées basses. À marée haute, on remarque qu'ils ventilent par des mouvements péristaltiques – des contractions – projetant l'eau contenant de l'oxygène dissous à travers les branchies. Cet oxygène sera pris en charge par le sang de l'animal, lui permettant d'assurer son métabolisme aérobie. À l'inverse, durant la marée basse simulée, l'animal stoppe tout mouvement et les paramètres physiologiques du sang (pH) restent stables durant six heures. Preuve que l'arénicole a conservé suffisamment d'oxygène dans son corps pour attendre la marée haute. Durant la marée basse, le ver se met en apnée totale et vit sur sa seule réserve d'oxygène constituée de ses molécules d'hémoglobine. Dans son milieu naturel, entre deux marées, l'arénicole cesse donc de respirer durant six heures environ. Or, de multiples expériences ont permis de déterminer que son métabolisme peut tenir en apnée en réalité bien plus que le temps de la marée basse. Sachant que Guillaume Néry, recordman du monde d'apnée, tient, lui, onze minutes, on peut qualifier d'exploit la performance du ver de nos plages. Un vrai champion du monde d'apnée !

Cette prouesse repose sur le système circulatoire qui alimente son cœur, situé à l'avant de son corps, par des pigments respiratoires. Ces pigments, chez lui ou chez d'autres annélides, sont des protéines géantes, appelées « hémoglobines », des nanoparticules de taille bien supérieure à l'hémoglobine humaine. Un article scientifique de 2020 démontre que le gène codant pour la globine provient d'un gène ancestral présent très tôt dans le règne du vivant, dès l'apparition des bactéries.

Écorché d'un ver arénicole (*Arenicola marina*), longueur de 10 à 25 cm

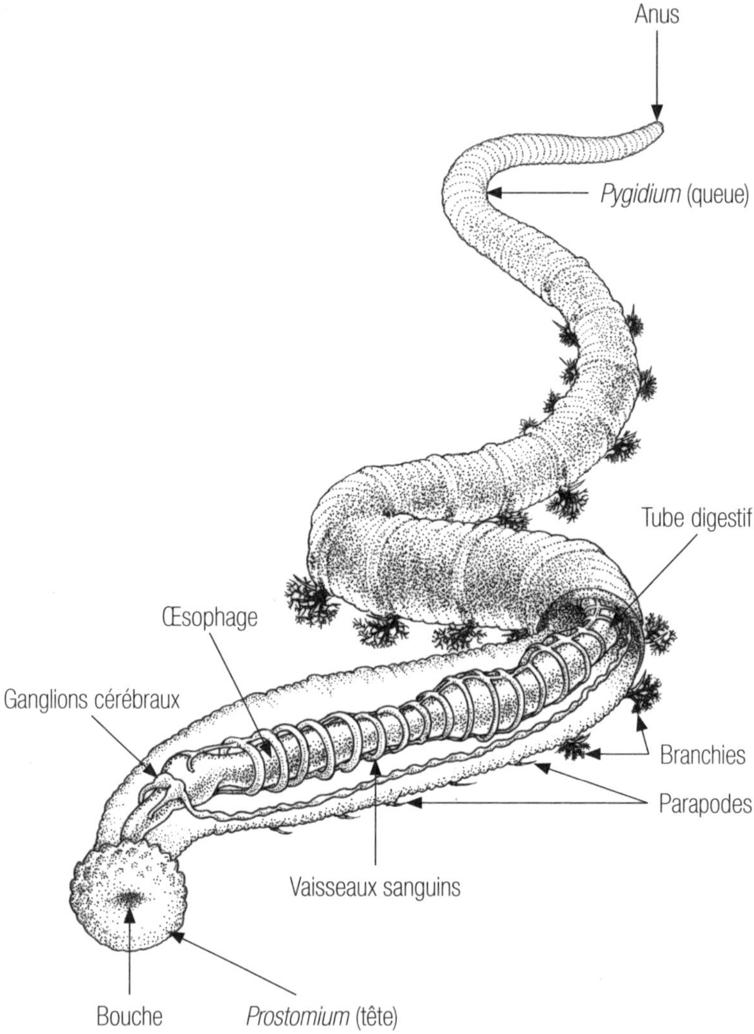

Ces molécules d'hémoglobine[1] attirent très vite mon attention. En quelque sorte, elles fournissent à ce ver une véritable bouteille d'oxygène.

Je constate que l'hémoglobine extracellulaire de l'arénicole est similaire à celles de vers colonisant les sources hydrothermales profondes[2]. Peu à peu, je vais de découvertes inédites en découvertes surprenantes. L'arénicole est très étudiée à l'université par des cohortes d'étudiants, pourtant personne ne l'avait relevé avant moi. Cela s'explique par la concomitance entre mon intérêt et l'apparition de nouvelles technologies telles que la spectrométrie de masse, qui ouvrent des perspectives inédites en permettant quasiment de peser et de déterminer des structures de protéines. Jamais je n'aurais pu accéder à cette méthode sans le concours de Brian N. Green, un chercheur anglais qui a développé une technique de spectrométrie que l'on appelle « ESI-MS » (*electrospray ionisation mass spectrometry*), dans sa société, Micromass, située à Manchester. Cet outil permet d'analyser très finement la structure de macromolécules aussi complexes que l'hémoglobine de l'arénicole. Brian N. Green est connu de la littérature scientifique pour avoir travaillé avec Serge Vinogradov sur l'hémoglobine de lombric, le ver de terre. Très peu de biologistes ont eu accès à cet outil réservé aux chimistes. Je suis parmi les premiers à le faire migrer vers la biologie. J'ai contacté Brian en lui expliquant l'intérêt de l'ESI-MS pour mes recherches. Je ne suis qu'en thèse mais je plaide pour qu'il

1. Globine (protéine d'environ 160 acides aminés) additionnée d'un site actif contenant un atome de fer, que l'on appelle « hème ».
2. Zal F. *et al.*, « Quaternary Structure of the Extracellular Haemoglobin of the Lugworm *Arenicola marina* », *European Journal of Biochemistry*, 1997, n° 243, p. 85-92.

**Comparaison de l'hémoglobine humaine (haut)
et de l'hémoglobine de ver arénicole (bas)**

Source : Bruno Bourgeois, *Sciences et Avenir*

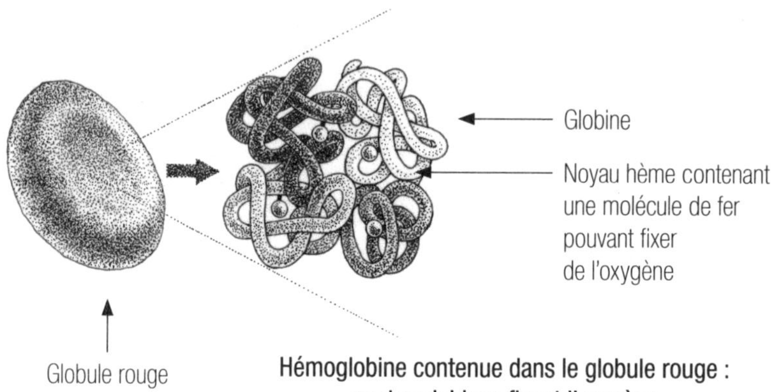

**Hémoglobine contenue dans le globule rouge :
quatre globines fixent l'oxygène**

Vue de face de la molécule d'hémoglobine d'*Arenicola marina* composée de 156 chaînes de globine fixant l'oxygène

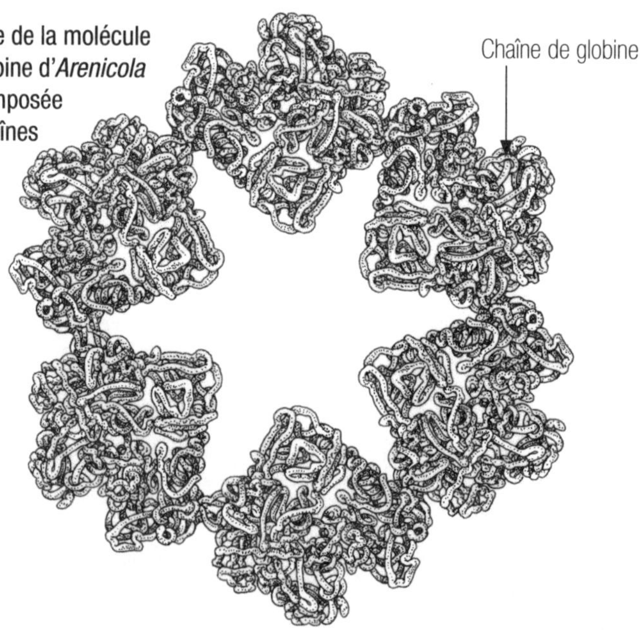

me laisse utiliser sa technologie. Et il accepte ! Nous serons les premiers à le faire et chacun en tirera un bénéfice, moi l'analyse de mes molécules, lui le développement d'un logiciel très sophistiqué nommé MaxEnt, pour *Maximum Entropy*. Me voici en route pour Manchester avec mon thermos et mes échantillons sous le bras. Brian a la gentillesse de m'accueillir chez lui, car il sait bien qu'en tant que thésard, j'ai peu de moyens. J'y reste des semaines, et tous les jours nous passons mes échantillons en spectrométrie de masse jusqu'à faire une découverte importante.

L'hémoglobine des arénicoles se distingue par son absence de polysaccharides. Les polysaccharides sont des glucides (sucres) complexes composés d'un grand nombre de glucides simples. Cette hémoglobine de ver est dite « non glycosylée ». Et cela a une grande importance dans notre recherche. Je comprends vite l'intérêt de la chose du point de vue immunologique et médical. En effet, la glycosylation des protéines est à l'origine de réactions immunitaires. Chez l'humain, les globules rouges (cellules du sang) portent sur leur membrane externe des glucides qui identifient notre typage sanguin : A, B, O, Rhésus positif ou négatif. Mais à l'intérieur de ces globules rouges, l'hémoglobine elle-même n'en porte généralement pas. Lorsqu'elle en porte, c'est un problème : on parle alors d'hémoglobine glyquée, qui provoque le diabète par exemple. Chez l'arénicole, il n'y a pas de globules rouges et donc pas de « typage sanguin » ni de glucides sur l'hémoglobine qui puissent déclencher une réaction immunitaire. Cette caractéristique me semble d'emblée prometteuse dans la perspective d'un développement biotechnologique. Je me prends à rêver qu'un jour on puisse peut-être transfuser du sang de ce ver à l'humain sans provoquer de réaction immunologique…

Une hypothèse bien lointaine. Avant d'en arriver à ce stade, je découvre un autre fait majeur : la très forte affinité de cette hémoglobine vis-à-vis de l'oxygène dans des conditions physiologiques humaines. C'est cela qui va enclencher la suite de l'histoire.

7.
L'hémoglobine pour les nuls

Sans hémoglobine, la grande majorité des espèces ne peuvent vivre. Voici 3,8 milliards d'années, la vie originelle sur terre ou dans les océans était anaérobie (sans oxygène). La vie dépendait probablement de la chimie du soufre utilisé par des bactéries sulfo-oxydantes. Puis est apparue la vie aérobie (avec oxygène) avec les organismes ancestraux appelés cyanobactéries, les premiers à réaliser la photosynthèse, cette réaction qui convertit la lumière du soleil en énergie en fixant le gaz carbonique (CO_2) et en rejetant de l'oxygène. Grâce à ces cyanobactéries, l'environnement s'est progressivement enrichi en oxygène il y a 2,4 milliards d'années. Au départ, c'est un déchet toxique pour les organismes primitifs anaérobies. Pour survivre, il leur fallait une molécule pouvant capter l'oxygène, le fixer, le piéger et l'évacuer. Cette molécule indispensable pour fixer l'oxygène, c'est l'hémoglobine (globine + hème « abritant un atome de fer »). Au fur et à mesure, les organismes pluricellulaires – végétaux terrestres, algues – capables de photosynthèse ont prospéré, engendrant un énorme stock d'oxygène dans l'atmosphère pour atteindre 160 mmHg, pression d'oxygène actuelle, dont profitaient ceux dotés d'hémoglobines, véritables pièges à oxygène toxique. Au long des millions d'années, les organismes se sont complexifiés à tel point que la plupart ont fini par s'adapter à l'oxygène, avec la « respiration » aérobie. Au niveau cellulaire, la respiration correspond à l'ensemble des réactions chimiques qui produisent de l'énergie en utilisant l'oxygène. Au niveau de l'organisme, respirer consiste en un échange gazeux : on capte de l'oxygène dans l'air ou dans l'eau et l'on rejette du CO_2.

Le ver arénicole possède un système vasculaire très simple avec treize paires de branchies externes qui, de part et d'autre de l'animal, captent l'oxygène dissous dans l'eau de mer (à marée haute) *via* ses hémoglobines. En interne, il dispose d'un vaisseau dorsal (au-dessus du tube digestif), sorte d'artère transportant l'hémoglobine oxygénée dans le corps et distribuant l'oxygène aux tissus à travers des capillaires. Enfin, un vaisseau ventral que l'on peut considérer comme une veine transporte les déchets de la respiration, rejetés *via* des néphridies (organes excréteurs des annélides, sorte de reins) à l'extérieur de l'animal. Chez l'humain, l'oxygène est capté grâce à un système circulatoire plus complexe qui véhicule le sang. Le sang est un liquide biologique qui coule, en circuit fermé, dans nos vaisseaux sanguins sans interruption grâce aux contractions cardiaques. Sa mission première, loin d'être la seule, est d'apporter de l'oxygène aux cellules, ainsi que les substances chimiques nécessaires à leur fonctionnement. Il sert aussi à les décharger de leurs déchets. On le qualifie également de « tissu liquide » parce qu'il connecte tous les organes entre eux et leur permet d'échanger des informations pour fonctionner de concert.

En passant un échantillon de sang à la centrifugeuse, on peut fractionner ses composants et obtenir trois couches superposées : au-dessus, le plasma, composé d'eau et d'éléments tels que albumine, anticorps, fibrinogène, ou encore de déchets du métabolisme comme la créatinine ; au milieu, les globules blancs et les plaquettes, cellules de l'immunité et de la coagulation ; enfin, au fond reposent les globules rouges qui composent environ 44 % de notre sang. Pour notre histoire, focalisons-nous

La composition du sang, une fois centrifugé
(éléments non à l'échelle)

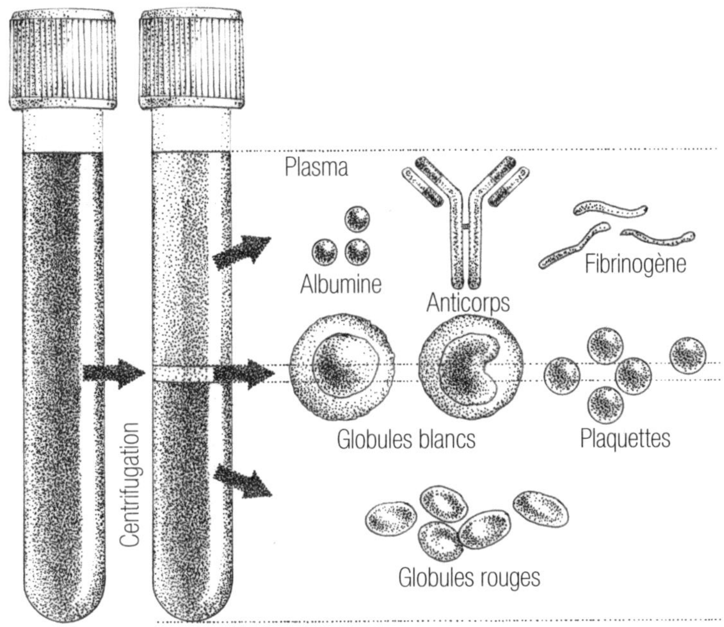

sur la dernière couche, celle composée de globules rouges dont le rôle est d'acheminer l'oxygène dans tout l'organisme. Ces globules sont aussi appelés « érythrocytes ». Leur forme biconcave atteste de l'absence de noyau. Cette forme leur offre une plus grande surface externe totale, très utile pour optimiser leurs capacités d'échange de substances. Si on zoome sur le globule rouge, on trouve à l'intérieur notre protéine primordiale : l'hémoglobine. C'est une protéine complexe qui permet de fixer et de relâcher l'oxygène (O_2) là où l'organisme en a besoin. À l'aller, l'hémoglobine transporte l'oxygène récupéré dans les poumons. Au retour, elle transporte au moins en partie du dioxyde de carbone (CO_2), déchet de la respiration, pour l'éliminer par les poumons lors de l'expiration. Le sang contient 95 à 98 % d'oxygène lié aux hémoglobines contenues dans les globules rouges et environ 5 à 2 % d'oxygène dissous. Ces 95-98 % représentent la saturation sanguine.

Zoomons maintenant sur cette protéine qu'est l'hémoglobine. C'est un pigment respiratoire bien connu, mais les recherches sur sa structure ont été en réalité très tardives. Ce sont les scientifiques Max Perutz et John Kendrew – Prix Nobel de chimie en 1962 – qui l'ont décrite pour la première fois en 1960 alors que c'est la protéine la plus abondante du corps humain et probablement la plus importante. L'hémoglobine est constituée de plusieurs globines. Les mêmes globines que dans les bactéries les plus primitives. Chacune est constituée d'une chaîne d'environ 160 acides aminés (briques élémentaires formant la structure primaire de la protéine). Cette chaîne d'acides aminés est repliée en feuillets appelés alpha ou bêta correspondant à une structure tridimensionnelle. Au centre de cette structure se trouve un atome de fer, le tout formant ce qu'on appelle l'hème. L'intérêt de l'hème est qu'il est capable de fixer une molécule d'oxygène. Hémo-globine veut donc dire « globine contenant un groupement héminique ». Le mélange du fer et de l'oxygène crée l'oxyde de fer, aussi connu sous le nom de « rouille », qui donne d'ailleurs au sang sa couleur rouge caractéristique. Une molécule d'hémoglobine humaine que l'on nomme « HbA » est composée de quatre chaînes de globine.

Jeune chercheur, je me familiarise avec toutes ces données au cours de mon doctorat. D'emblée, j'ai lu tout ce que je pouvais lire sur le sang. Absolument tout, et je découvre tout un monde de scientifiques spécialistes de ce sujet. L'hémoglobine est sans doute la protéine la plus passionnante de toute la biologie. Placée au centre de l'évolution, elle nous permet de vivre. Le sang, le fluide de la vie, réserve bien des surprises. Par exemple, chez certains organismes, il peut être rose, vert ou bleu. C'est en réalité le métal de la globine qui donne la couleur du pigment respiratoire. Le sang bleu de certains crustacés provient du cuivre porté par des chaînes protéiques que l'on appelle des « hémocyanines ». Pour le sang vert chez certains vers marins, on parle de « chlorocruorine », etc. On découvre par ailleurs encore régulièrement de nouvelles hémoglobines. Par exemple, on a observé, au début des années 2000, l'existence d'une hémoglobine toute particulière dans les tissus du cerveau : la neuro-hémoglobine, qui fait désormais l'objet de nombreuses études scientifiques. L'intérêt porté à l'évolution de la globine et à son apparition sur terre permet de comprendre l'histoire des espèces et de leur environnement. Il subsiste encore nombre de sujets de recherches : les problèmes de coagulation, la drépanocytose, les maladies génétiques liées au sang, des mutations, etc. Chaque année, on découvre une vingtaine de mutations dans des populations différentes de par le monde. Cela me conforte dans l'intérêt d'approfondir le lien entre le ver marin et les applications pour l'espèce humaine.

On l'a vu, chez les humains, chaque hémoglobine est formée de quatre globines, comprenant quatre atomes de fer. Ces structures qui nous permettent de vivre, de respirer et de faire des efforts physiques réguliers correspondent globalement à notre besoin en oxygène. Sauf quand nous faisons du sport ! Un essoufflement ou des crampes signalent que nous avons dépassé l'offre disponible en oxygène. Nos capacités métaboliques et notre système circulatoire ne peuvent plus répondre à nos besoins et c'est ce qui limite nos capacités sportives. Notre type d'hémoglobine « tétramérique » est loin d'être le seul modèle. Dans la nature, il en existe quantité d'autres. Celle du ver marin n'est pas une association de quatre globines, comme chez l'humain, mais de… 156. On peut comparer ça à un Lego géant : au lieu d'avoir 4 cubes, l'hémoglobine du ver à 156 cubes de la même taille, avec les mêmes caractéristiques. Mais la nature réalise des assemblages différents en utilisant les mêmes éléments de base. Plus les briques de Lego sont nombreuses, plus grande est la surface pour déposer de l'oxygène sur chaque Lego. Chaque molécule d'hémoglobine de ver marin a donc 156 possibilités de lier de l'oxygène à ses 156 hèmes – contre 4 chez l'humain. C'est une différence gigantesque. La capacité de transport d'oxygène du sang de ver est donc 40 fois plus importante que la nôtre. Le développement de ces 156 chaînes de globine est probablement lié aux contraintes environnementales. Pour arrêter de respirer entre deux marées et stocker une grande quantité d'oxygène pour survivre, le ver a dû s'adapter, évoluer. Ceux possédant une hémoglobine à une seule globine n'ont pas survécu, car ils n'étaient pas capables d'attendre la prochaine marée haute. Certains vers ont évolué vers une hémoglobine à deux, trois, quatre globines jusqu'à se voir dotés de molécules géantes qui répondaient à leurs besoins métaboliques pour survivre en apnée durant six heures. *In fine*, seuls les vers sédentaires avec une hémoglobine à 156 globines ont survécu à la sélection naturelle.

L'hémoglobine du ver marin comporte une autre caractéristique étonnante : elle n'est pas contenue dans un globule rouge. La molécule d'hémoglobine circule librement dans les vaisseaux. À l'origine de la vie, l'hémoglobine n'était pas encapsulée. Au départ, la fonction de la globine était simplement de fixer l'oxygène alors toxique pour le neutraliser dans les organismes anaérobies sommaires. Au fil de l'évolution, il a fallu apporter toujours plus d'oxygène – le fuel de l'organisme – à toujours plus de cellules, d'organes, etc. L'hémoglobine encapsulée permettait précisément d'acheminer l'oxygène toujours plus loin. Le ver, lui, n'a pas eu besoin de cette option. Ce point va être essentiel dans mes travaux. Ne possédant pas de globules rouges, le ver n'a pas de typage sanguin comme les humains, soumis à l'obligation, en cas de transfusion, de respecter les différents groupes, A, B, AB ou O, sous peine de graves conséquences. L'hémoglobine du ver est donc en quelque sorte « universelle », ce qui sera crucial pour envisager de concevoir un substitut sanguin pour tous. Une révolution !

8.
Le club du Globule rouge

Au cours de ma thèse, dès le début, l'analyse au microscope du sang de ver me permet de mettre en évidence des particules de forme hexagonale. Il me faut ensuite décortiquer ces molécules pour comprendre leur fonctionnement. À force d'analyser et de casser la molécule, je finis par comprendre sa structure quaternaire et réalise un modèle de celle-ci qui me permet d'appréhender l'agencement des chaînes de globine dans cette mégastructure protéique. Schématiquement, il s'agit d'un polymère de chaînes de globine très proches de l'hémoglobine humaine, mais cet assemblage architectural en double couche hexagonale en fait une structure particulière. Je suis ébahi en réalisant que cette molécule est très certainement l'ancêtre de notre hémoglobine et de nos globules rouges puisque les vers arénicoles vivaient sur cette planète bien avant nous et possédaient des briques de base similaires aux nôtres. À ce moment-là, je n'envisage pas d'applications potentielles. Seules me motivent la connaissance pure et l'exploration de cette molécule atypique en vue de décrire les relations entre sa structure originale et ses fonctions biologiques. Je dévore toute la littérature scientifique sur le sujet et en deviens l'un des spécialistes, voué corps et âme à la recherche fondamentale. Plus tard, au fur et à mesure de nos avancées, je commencerai à entrevoir le potentiel de cette découverte. Et c'est seulement bien plus tard, après ma publication en 1997 dans *European Journal of Biochemistry*, que je réaliserai avoir fait une trouvaille incroyable.

Avant moi, mon directeur de thèse, André Toulmond, le directeur de la station biologique de Roscoff, avait lui-même déjà beaucoup travaillé sur le sang de l'arénicole. C'était même son modèle depuis sa thèse dans les années 1970, sous la direction de Pierre Dejours, l'académicien qui a inventé la physiologie comparée. Le Pr Toulmond avait bien fait de l'expérimentation sur les plages, mais il lui manquait les techniques de précision pour aller plus loin. Quand je lui ai dévoilé l'orientation de mes travaux, il était particulièrement heureux de me voir poursuivre sur la voie qu'il avait commencé à ouvrir. En quelque sorte, il a mis au jour un site archéologique, et moi, dans son sillage, je pratique des fouilles approfondies. Il disait toujours, à juste titre : « Quand on cherche, on trouve et quand on cherche plus en détail, on trouve d'autres questions, d'autres problèmes. » À cette époque, je crois que le Pr Toulmond est fier de son élève. Le soir, alors que je poursuis mes manipulations sur les vers jusqu'à la nuit, il passe pour discuter et suivre mes progrès. Je suis seul, penché sur ma paillasse dans ce vaste laboratoire au fin fond du Finistère, et cet illustre chercheur s'arrête pour s'intéresser à mes travaux ! Trente ans plus tard, je ne suis pas sûr qu'il existe encore ce genre de grand personnage.

À part lui, tout le monde me prend pour un doux dingue. Je peux parler des heures durant et avec passion de ces petits vers de la plage bretonne à des interlocuteurs perplexes à l'idée que je consacre ma vie à un tel sujet. Dans leurs regards, je vois une inquiétude : qu'a-t-il pu lui arriver pour développer une telle obsession ? Je me sens en marge, bien conscient que ce sujet ne présente aucun intérêt aux yeux de la plupart des gens. Socialement et familialement, c'est lourd et cela fait peser sur ma vie un sentiment d'isolement intellectuel. Lorsque je suis entré en thèse, mes parents n'ont vu que la finalité du diplôme et se sont dit fièrement : « Notre fils va être docteur. » Le statut social compte plus que l'objet de mes études et ils s'en montrent peu curieux. En revanche, cette passion me rapproche de mon nouveau milieu, celui des scientifiques avec lesquels je partage un même langage et un intérêt ou une compréhension réciproque quant à nos recherches sur des sujets si peu communs.

En 1995, mon horizon s'élargit encore. Claude Poyart, directeur d'une unité Inserm et éminent spécialiste de la physiologie respiratoire, contacte André Toulmond, pour lui faire part de son intérêt pour mes travaux. Le Pr Poyart fait partie de l'équipe de Max Perutz, colauréat du prix Nobel de chimie en 1962 pour la découverte majeure de la structure de l'hémoglobine. Il m'invite à présenter ma découverte devant un parterre de médecins, d'hématologues (spécialistes du sang) et de chercheurs. Nous sommes alors en pleine époque du scandale du sang contaminé – dont les nombreuses victimes ont contracté le VIH après un soin anti-hémophilique ou une transfusion. Jamais cette pratique n'a paru aussi risquée, et d'aucuns aimeraient lui trouver une alternative. Me voici donc, bien que simple thésard, invité à donner une conférence au bien nommé « club du Globule rouge », un cercle de spécialistes du sang. Je le vis comme une forme de reconnaissance avec l'impression d'entrer de plain-pied dans les livres d'histoire de la médecine, de l'hématologie et de la biologie.

Je me retrouve donc un samedi matin à Paris, invité à m'exprimer devant ces grands scientifiques aux découvertes majeures, réunis dans un amphithéâtre de l'hôpital Cochin. Divers sentiments m'étreignent, de la fierté à une angoisse certaine. Même si son nom est amusant, le club du Globule rouge est une confrérie savante connue et respectée dans le milieu. Comment vais-je être reçu ? Qui va s'intéresser à mon sujet ? Leurs discussions habituelles se concentrent en général sur des questions très médicales et très pointues, notamment autour des mutations rencontrées sur l'hémoglobine et les différents groupes sanguins. Sur le programme, je découvre que ma conférence est prévue lors d'une pause, ce qui en dit long… Il est clair que ma thématique est considérée comme une récréation. Devant un café, un médecin m'interroge :

– Tu es docteur ?

– Non, étudiant.

– Tu fais quoi ?

– Je m'intéresse aux vers marins. Je vais faire une présentation.

– Ah, c'est toi qui vas nous parler du *buzuk*, le ver marin breton ? On attend ça avec impatience, tu vas nous sortir de notre monde médical…

Son ton un brin moqueur me confirme ce que je pressens : je suis là pour les divertir – invité peut-être d'une sorte de dîner de cons, le bon bougre passionné d'un ver marin et de son hémoglobine singulière. Pourtant, il existe déjà d'autres travaux sur des hémoglobines particulières : celles des oiseaux migrateurs, du crocodile – qui est également un bon apnéiste – ou encore celles du cachalot, dont la structure a été décrite par l'Autrichien Max Ferdinand Perutz et le Britannique John Cowdery Kendrew, ce qui leur a valu le prix de Nobel de chimie. Ce type de recherche sur les hémoglobines exotiques ne devrait donc pas apparaître totalement incongru à ces médecins. Lorsque vient mon tour, je ne suis pas à l'aise devant la soixantaine de spécialistes présents. En 1995, on n'utilise pas d'ordinateur ni de PowerPoint, seulement des transparents glissés sur un rétroprojecteur. Je suis vite gagné par le sentiment désagréable que mon topo fait sourire l'assemblée, plutôt goguenarde. J'entends même certains commentaires railleurs.

– C'est quoi, ce machin ? Il s'est trompé de salle et de conférence ou quoi…

Je m'efforce de me concentrer pour dérouler mon propos. Or, plus j'avance dans la description de la molécule – ses caractéristiques, sa structure primaire, secondaire, tertiaire et quaternaire, sa fonction, son affinité pour l'oxygène –, plus l'attention grandit. Le silence s'installe, l'intérêt est discernable et les scientifiques s'interrogent du regard. Les ricanements s'amenuisent puis cessent. À la fin, les questions fusent. On m'interpelle, on m'interroge. Une bonne partie de la salle vient me poser des questions directement. Mes interlocuteurs sont incrédules ou stupéfaits :

– Cette molécule possède-t-elle vraiment cette affinité-là ?

– Elle est vraiment aussi résistante à l'oxydation que vous le dites ?

– Vous savez, nous cherchons une telle protéine depuis plus de quarante ans, sans jamais l'avoir trouvée, pour en faire un substitut sanguin universel, et tout à coup vous prétendez qu'il y a cette molécule dans ce ver marin basique et que cette hémoglobine a toutes ces propriétés. Vous vous rendez compte ? Elle répond en tout point au cahier des charges du substitut sanguin universel qui nous échappe depuis toutes ces années !

En réalité, ils sont plus lucides que moi, en ce sens que je suis surtout heureux d'avoir renversé leurs ricanements et ai su capter leur attention. Jusqu'à ce jour, cette idée de substitut sanguin universel m'a vaguement traversé l'esprit, sans que j'y croie vraiment – comme une simple hypothèse. Je ne suis pas médecin. Mais je discerne nos différents schémas de pensée. Moi, tourné vers la recherche ; eux, vers l'application. Par-delà l'analyse, je n'entrevoyais pas l'utilité ou l'usage. Ce passage au club du Globule rouge agit comme un révélateur. Ma découverte intéresse les médecins et je fais enfin le lien entre recherche fondamentale et médecine hématologique. C'est un tournant décisif dans ma carrière – d'autant qu'après cette présentation, le Pr Claude Poyart se montre ravi.

À mon retour au laboratoire de Roscoff, néanmoins, je déchante vite. Naïvement, je raconte les commentaires entendus à Paris.

– Il y a des gens qui pensent qu'on peut sauver des vies avec de l'hémoglobine de ver marin !

La réaction tombe, cinglante.

– Si c'est le cas, ce n'est pas ton affaire. Tu es là pour faire une thèse et des recherches fondamentales. S'il doit y avoir une application potentielle, c'est l'industrie qui s'en chargera.

Je suis choqué. Quel est ce schisme, extrêmement frustrant, entre recherche et développement ?

Pour moi, il devient clair que mes recherches ne pourront pas s'accommoder indéfiniment de cet état d'esprit. Ce premier challenge au club du Globule rouge m'a fait comprendre la nécessité pour un chercheur de savoir se mettre en danger en sortant de sa spécialité. Et que là est sa force, ce qui sera nommé plus tard la « transversalité de la recherche ». J'ai déjà pris un premier risque en utilisant la spectrométrie de masse réservée au monde de la chimie. Je me suis exposé en me présentant dans cet amphithéâtre devant ces médecins. Et je réalise qu'il existe des pans entiers de découvertes à l'interface de deux mondes pour qui parvient à sortir de sa zone de confort ou de connaissance. Si les scientifiques ne s'y hasardent pas, ils risquent de tourner en rond. Dans l'amphithéâtre de Cochin, j'ai pris conscience que la physiologie de l'arénicole offrait un formidable potentiel à explorer dans l'intérêt de la médecine. On constate fréquemment que des scientifiques hors pair, aux connaissances époustouflantes, n'innovent jamais, car ils se limitent à leur seule expertise. Ils portent une science stagnante qui, en se cantonnant à leurs avancées, ne provoquera pas de rupture technologique majeure.

Comme je ne suis qu'un étudiant, je fais profil bas et je bride ma frustration. De plus, je dois rester focalisé sur ma thèse, qui représente un contrat de trois ans à honorer. En septembre 1996, parvenu à bac + 8, je la soutiens enfin, à la station biologique de Roscoff. Son titre : *Structures des hémoglobines extracellulaires d'annélides et de vestimentifères colonisant des milieux extrêmes – les hémoglobines face aux sulfures*. Dans le jury siègent différentes personnalités scientifiques de premier plan : les professeurs Serge Vinogradov, Jean Lamy, Alain Van Dorsselaer, André Toulmond, Jean-Paul Truchot, Claude Poyart et Brian N. Green. Chose peu commune, ma thèse est assortie de dix publications dans de très bonnes revues scientifiques. Mes parents aussi sont là, fiers, pas tant de mes recherches que de la salle pleine, du jury, des diapositives et des auditeurs. Même si cette soutenance n'évoque pas grand-chose pour eux, ils sont impressionnés par mon travail et perçoivent le prestige qui émane de ce parterre de scientifiques. Cependant ils comprennent aussi que je m'éloigne toujours plus de leur monde. Inévitablement, un fossé se creuse entre nous tous. La séparation va se concrétiser, car je vais cesser de leur parler de mon activité quotidienne, qui dresse entre nous une barrière infranchissable. Mais un jour, peut-être, je pourrai leur avouer mon nouveau dessein : servir la société en dehors du cadre strict de mes recherches et, qui sait, contribuer à sauver des vies.

9.
Un jeune chercheur perdu à l'étranger

Mon doctorat en poche, je pourrais me dire : « Ça va s'arrêter là ! » Mais non, je garde en tête la recommandation du commandant Cousteau : « Si c'est ta vocation, fais-en ton métier et intègre une structure publique qui te permettra d'assouvir ta passion de l'océan. » Or, pour décrocher un poste de chercheur dans la fonction publique, au CNRS, je dois poursuivre mes recherches en autonomie à l'étranger pendant une ou plusieurs années. Le travail de chercheur s'apparente à un véritable sacerdoce, comparable à une entrée dans les ordres en quête d'autre chose que le monde matériel. Cela demande une dévotion totale. Au cours de l'été 1996, je multiplie les candidatures. Par chance, un laboratoire de Californie m'accepte, et non des moindres. C'est celui du Pr James Childress de l'université de Californie à Santa Barbara. James Childress, ou « Jim » – comme je l'appellerai dorénavant –, figure parmi les chercheurs pionniers des sources hydrothermales de ma première campagne océanographique. À l'époque, il me semblait inaccessible, un dieu de l'océanographie par son aura scientifique mais aussi par son caractère bougon, renfrogné et tellement attachant. Un véritable ours portant barbe grisonnante, chapeau de cow-boy, collier indien, boucles d'oreilles, des bagues à tous les doigts… bien loin du style feutré du club du Globule rouge ou du monde de la recherche académique française, très hiérarchisé et conservateur. À mes yeux, un « Monsieur » fascinant. Pour rejoindre Jim, j'obtiens un financement de la Région Bretagne et une bourse du ministère des Affaires étrangères. En quelques semaines, je me retrouve en Californie, seul. Mes rêves du collège puis du lycée Buffon prennent forme : je voyage dans l'avion qui laisse ses traînées blanches dans le ciel. Et j'atteins un double eldorado : l'Amérique et le laboratoire qui a décrit les premières plongées sur les sources hydrothermales profondes. Hélas, je vais là aussi vite déchanter. Parti en conquérant, je me retrouve vite en immigré en lutte pour sa survie. À l'université de Santa Barbara, je ne connais rien ni personne, et la vie s'avère horriblement chère. Pour des raisons administratives qui m'échappent, le ministère des Affaires étrangères tarde à me verser ma bourse. Je dois me résoudre à dormir quelques nuits dans une voiture de location et presque à mendier. Me voyant dans l'embarras, des collègues, mon professeur, me prêtent de l'argent. J'écris au ministère pour me plaindre. J'ai certes économisé pendant ma thèse et je dépense peu mais, rapidement, je n'ai même plus de quoi me payer un hamburger dans un fast-food. Aux États-Unis, sans salaire ou sans carte de crédit, la dégringolade s'enclenche vite vers le pitoyable état de *homeless*. J'arrive à trouver, avec d'autres étudiants étrangers, un logement à l'extérieur, mais mon logeur veut m'expulser pour un loyer impayé. Je fais intervenir l'ambassade de France, qui l'exhorte à la patience, mais évidemment, il s'en fiche.

– *It is not my problem. I don't care!*

Quelle désinvolture, et même inconscience, d'envoyer ainsi de jeunes chercheurs boursiers comme nous à l'étranger sans un seul dollar pour les trois premiers mois ! Ravalant ma fierté, j'appelle mes parents à la rescousse, qui, perplexes, m'adressent de petits virements. Pour eux, les États-Unis sont synonymes de réussite. Le rêve américain… Élisabeth, ma future épouse, rencontrée en dernière année de thèse, m'aide aussi dans la mesure de ses moyens. L'ambassade de France à Washington m'oriente vers un organisme caritatif religieux, qui me remet quelque 200 dollars. De même, la Société de secours des amis des sciences, qui dépend de l'Académie des sciences française, m'avance un peu d'argent. Grâce à ces aides charitables, je parviens à traverser cette période infernale, squattant à droite et à gauche, notamment chez Jim, qui m'héberge et me nourrit. Pour économiser ces quelques ressources, je ne prends qu'un repas quotidien et je m'abreuve de cafés américains, beaucoup d'eau et peu de caféine. Malgré ces épreuves, malgré l'absence d'Élisabeth, je ne songe pas à repartir, car cela ruinerait tous mes efforts pour en arriver là. Un échec est inconcevable. Tel le commandant Cousteau, je garde mon cap contre vents et marées vers l'intégration au CNRS avec un bon dossier scientifique pour être bien placé lors du concours d'entrée dans la fonction publique. Trois mois après mon arrivée, mon premier salaire payé par ma bourse m'est enfin versé. Comme à Santa Barbara la moindre colocation coûte 4000 dollars par mois, je finis par vivre quasiment dans mon laboratoire sur le campus scientifique. J'y passe le plus clair de mon temps – tous les jours, week-end compris et la plupart de mes nuits –, penché sur mes échantillons, à définir des protocoles, à écrire des publications scientifiques, à organiser des campagnes océanographiques. Pendant mon temps libre, je me replie dans un coin de la librairie Barnes & Noble, à boire encore du café médiocre et à lire. Faute de moyens, je ne peux rien faire d'autre, mais cette vie d'ascète me convient assez. Bien sûr, je passe encore pour un original aux yeux de mes collègues. Travailler sept jours sur sept au laboratoire. Premier arrivé et toujours dernier parti. Quelle idée ! Les Américains prétendent que je suis un *workaholic*, un drogué du travail. Moi, je les croyais travailleurs acharnés, mais c'est une erreur. Certes, ils ont moins de vacances que les Français, mais leurs journées de labeur sont plus courtes. Au labo, entre les paillasses, sont rangées des planches de surf, et chacun court vers l'océan entre deux manips ! Ils multiplient les fêtes, les barbecues sur la plage et les soirées bien arrosées. À leurs yeux, je suis un *alien*.

Au final, la mentalité californienne me paraît très superficielle. Au premier abord, tout le monde est sympathique mais, très vite, l'étranger comprend qu'il n'est qu'un… étranger. Je sympathise avec des Européens, des Espagnols, des Allemands ou des Anglais. L'expérience est certes difficile mais, à terme, salutaire. Elle renforce ma capacité d'adaptation, et j'en reviendrai cette fois parfaitement bilingue. Autre leçon : je réalise à quel point la France me manque. Plus tard, quand des investisseurs voudront m'attirer à l'étranger, je ne céderai pas facilement à leurs appels. Bien vivre aux États-Unis demande quelques atouts de départ comme être riche et en bonne santé. Je suis très touché par l'histoire de Tom, l'un de mes colocataires, parvenu au stade terminal d'un cancer. Tom est un étudiant américain grand fan de foot, et nous suivons ensemble, malgré le décalage horaire, la Coupe du monde remportée par les Français, au stade de France, le 12 juillet 1998. Tom sait que sa fin est proche et souhaite aller mourir près des siens, qui vivent sur la côte Est. Mais son assurance trouve plus rentable de faire venir sa maman seule à son chevet. Il s'éteint donc chez nous et le transport de son cercueil coûtera moins cher que n'aurait coûté son propre voyage en avion médicalisé vers New York. Aux États-Unis, tout est possible, mais la détresse est vite palpable au revers de l'*American Dream*. À l'hôpital, aux urgences, pas de soins sans carte bancaire. Autres sésames : la carte de Sécurité sociale américaine et la *driving licence*. Sans elles, un individu perd toute considération sociale. Je ne peux nier que les États-Unis m'ont déçu par ce niveau d'inégalités à mes yeux insupportable. Certes, l'environnement est séduisant. La culture, les études, la facilité de commander des produits de laboratoire, etc., tout est pratique. Mais cela n'efface pas le reste. La première fois que je suis entré dans un McDonald's, j'ai été choqué par la clientèle, constituée de clochards et de vétérans désœuvrés. La France, même avec ses défauts, prend tout de même mieux soin de ses citoyens.

Je dois séjourner deux ans aux États-Unis, de 1997 à 1999, mais, heureusement, je peux repartir dans l'océan Pacifique pour de nouvelles campagnes océanographiques centrées sur l'expérimentation animale sur des vers et l'étude de leur physiologie sous pression. Je m'informe au mieux dans le but de construire à mon retour des aquariums sous pression reproduisant en laboratoire l'environnement des abysses. J'apprends beaucoup de techniques de laboratoire et je deviens totalement autonome. Je n'ignore pas non plus que, pour intégrer le CNRS, je dois publier dans les grandes revues scientifiques comme *Science*, *Nature* ou *PNAS* (*Proceedings of the National Academy of Sciences*). Je prépare un article décrivant le mode de fonctionnement des vers géants, tel *Riftia pachyptila* (3 mètres de haut pour 4 à 5 centimètres de diamètre), dénués de bouche, d'anus et de tube digestif. Comment ces organismes parviennent-ils à transporter sur leur hémoglobine un poison mortel, l'hydrogène sulfuré, pour nourrir les bactéries sulfo-oxydantes présentes dans leur organe appelé « trophosome » ? De nombreuses équipes tentent de comprendre la physiologie de ces vers géants, notamment leur capacité à vivre sans tube digestif. Nous réussissons à publier dans *PNAS*[1] – une première pour moi, qui me rend très heureux.

De nombreux médias relatent le fait que nous avons été en mesure de ramener à Santa Barbara des *Riftia pachyptila* dans des aquariums pressurisés et de les conserver au laboratoire. Une première mondiale que ce transport de vers géants collectés dans le Pacifique à –3 500 mètres au large des îles Galápagos ! La télévision californienne vient m'interroger pour décrire le succès de l'opération en dépit des problèmes de pression. Avec un article dans les *PNAS* sur le mécanisme de transport du soufre, je réalise que mon nom commence à être reconnu dans la biologie marine et des environnements extrêmes. Cela renforce encore mon dossier scientifique à destination du CNRS. En réalité, je découvre la mécanique de la publication, et j'aime ça – même si l'exercice est assez frustrant. La rédaction d'un texte de dix pages nécessite beaucoup de travail en amont, mais quelle fierté lorsque paraît l'article ! Joie de courte durée, car il faut vite enchaîner sur une autre publication. Le secret de ce système : ne pas dévoiler en une seule fois toutes ses recherches et ses connaissances. Autrement dit, savoir distiller et utiliser les avancées technologiques à bon escient. Avec mon avance prise dans l'utilisation de la spectrométrie de masse, je possède en quelque sorte un filon. Je sais où aller, pas à pas. Je sais quels sont les étapes et les gens compétents susceptibles de m'aider à finaliser mon travail et à le publier. Dans ce parcours, il faut accepter de faire des choses répétitives pour mieux présenter chaque avancée. Depuis ma première publication à propos

1. Zal F. *et al.*, « S-Sulfohemoglobin and disulfide exchange: the mechanisms of sulfide binding by *Riftia pachyptila* hemoglobins », *Proceedings of the National Academy of Sciences*, 1998, n° 95, p. 8997-9002.

des vers marins vivant au niveau des sources hydrothermales profondes, tout s'est enchaîné comme dans une mécanique bien huilée. Je suis en train de me forger une certaine notoriété, mais à trop rester focalisé sur la caractérisation des structures quaternaires d'hémoglobines des vers habitant les milieux extrêmes, je sens que cela devient un peu rébarbatif et que je vais devoir diversifier mes travaux.

J'apprends aussi à négocier. Au bout de ma première année d'expatriation, je reçois une offre extrêmement intéressante en provenance du Japon, de l'université de Tokushima sur l'île de Shikoku, en vue de collaborer avec un grand scientifique, le Pr Toshio Gotoh. Mais je décide de rester aux États-Unis. En prenant mon courage à deux mains, je m'en vais négocier mon salaire avec mon professeur californien désireux, lui, de me voir rester dans son laboratoire. On veut me garder, on me finance ! Je force ma nature pour m'imposer et je trouve même l'audace de faire monter les enchères en regard de l'offre japonaise. Plongé dans la vraie vie, je dois me débrouiller et, à force, je décroche trois bourses en même temps. Avec cela, je peux voyager d'est en ouest, puis pousser jusqu'à Hawaï, au Mexique et même au Canada, moi qui ne suis sorti de France qu'à 20 ans. Cette fois, je circule dans un gros *truck* Chevrolet, indispensable pour se déplacer en Amérique tant les transports en commun sont inexistants sur ce continent aux distances immenses. La seule ville de Los Angeles mesure 71 kilomètres sur 47, avec une périphérie de 550 kilomètres. Après mes premiers mois si difficiles, aux limites de l'indigence, voilà que je perçois des revenus confortables me permettant de bien vivre sans me priver. Le travail paie enfin.

10.
Au CNRS
Tout pour la science

Durant mon séjour en Californie, j'ai conservé mon objectif d'intégrer le CNRS. La première année, dans ma spécialité, nous étions plusieurs milliers de postulants pour trois postes. Première tentative et premier échec cuisant : refus sur dossier. Une immense déception qui ne freine pourtant pas ma motivation. L'année suivante, je postule à nouveau, avec un dossier enrichi de mes recherches américaines et océanographiques. Je reviens même en France pour passer un oral de dix minutes durant lesquelles je dois synthétiser mes recherches réalisées et celles à venir. Un appel, reçu un vendredi soir, m'annonce que je suis pris. Quelle joie ! Mes articles et mes publications ont finalement fait leurs preuves et convaincu le jury de ma légitimité. Le but de ma vie, entrer au CNRS en tant que chercheur en biologie marine, est atteint. Ma famille, mes amis, tous se réjouissent avec moi. Mais le lundi suivant, je reçois un nouvel appel qui me fait l'effet d'une douche glacée.

– Monsieur Zal ? Bonjour. Je m'occupe de la procédure de recrutement du CNRS et, après discussion avec le jury, je suis au regret de vous informer que vous avez été déclassé des résultats du concours d'entrée.

– Déclassé ? Mais qu'est-ce que ça veut dire ?

– Ça veut dire que vous ne pouvez pas entrer au CNRS. Le poste qui vous était attribué a été donné à quelqu'un d'autre.

Silence. Je raccroche, muet et abasourdi. J'ai été déclassé… Ma déception, immense, se transforme en explosion de colère. Je crie au scandale. Au nom de quoi un tel traitement ? Les membres de la commission du CNRS tentent de m'amadouer en m'assurant que j'aurai une place l'année suivante. Mais je refuse d'attendre un an de plus et de repasser pour la troisième fois ce concours que peut-être je n'aurai même pas ! Stupéfait, je comprends qu'en fait, les gens se passent tout simplement les postes et que ces concours de la fonction publique peuvent être pipés. Naïvement, je raisonnais de manière binaire : un bon postulant doit décrocher le poste, un moins bon doit être recalé. À aucun moment, je n'avais intégré le paramètre de la politique dans mon équation. Or le CNRS est un organisme extrêmement politique et très peu méritocratique. Alors, sans hésiter, j'appelle Jules Hoffmann, futur Prix Nobel de médecine pour son travail sur l'immunité des insectes et secrétaire perpétuel de l'Académie des sciences. Hors de moi, je lui expose la situation, ce qui me vaut cette réponse :

– Calmez-vous, monsieur Zal, on va vous donner une bourse qui vous permettra d'attendre une année et l'an prochain vous aurez votre concours.

Le message est clair : ne pas faire de vagues. Cette déconvenue m'incite à rentrer en Europe après mes deux années passées en Californie, car la distance a également joué dans mon déclassement brutal. Je dois revenir pour renforcer mon réseau et me faire une place dans ce milieu. Dans la foulée, je parviens à décrocher une bourse belge du ministère de la Recherche flamand et je suis admis à l'université d'Anvers, dans le laboratoire de biologie du Pr Luc Moens, qui étudie l'évolution moléculaire des hémoglobines. Si le sujet m'est familier, je suis loin d'imaginer ce qui m'attend…

Passer de la Californie à Anvers me cause un vrai choc. Et il ne s'agit pas seulement de la météo. Je suis un Français qui débarque en pays flamand, en terre hostile. Je ressens le poids du racisme envers les francophones de ces Flamands bien obligés de m'accepter. Lors de la première réunion, je me félicite de découvrir que tout le monde parle le français, mais la réplique tombe, cinglante :

– Nous, on parle le français, mais on n'aime pas les Français, on n'aime pas les francophones, ce sont des fainéants. On va parler en anglais avec toi.

En anglais avec moi, mais en flamand entre eux. Cette ambiance agressive me fait comprendre d'emblée que je n'aurai jamais ma place dans cet endroit. De fait, tout au long de mon séjour, je vais ressentir du mépris, voire de la haine. Au fond, je me suis toujours demandé pourquoi ils m'avaient accepté dans leur laboratoire. Peut-être pour faire le sale boulot à leur place. Nos premiers travaux en commun portent sur des vers particuliers, des parasites. Mes collègues semblent bien s'amuser en me présentant de manière sibylline ma future mission.

– Tu as connu des milieux extrêmes ? Ben, tu vas voir, on va t'emmener dans un autre environnement encore plus extrême.

Ma curiosité est piquée, mais j'ai un mauvais pressentiment. Un lundi matin, mon patron, Luc Moens, m'emmène hors de la ville puis se gare devant un bâtiment industriel, un long hangar de béton. À peine sommes-nous entrés qu'une odeur de sang séché m'assaille, et je comprends immédiatement que nous sommes dans un abattoir. Quel est le sens de ce déplacement ? L'un de mes collègues m'explique que l'équipe doit travailler sur la globine de vers présents dans le système intestinal des porcs.

– Et toi, tu seras en première ligne…

L'abattoir comporte deux étages, et moi, on me cale dans les sous-sols. Les porcs débarqués des camions sont abattus en haut et toutes leurs tripes et entrailles dévalent sur des toboggans jusqu'à moi. Les mains plongées dans cet amas de boyaux sanguinolents et dans les excréments de porc, je dois prélever les vers nécessaires à nos observations. Voilà mon bizutage d'arrivée à Anvers. Je me dis : « Ça va être dur de tenir pendant un an. » Il s'agit vraiment d'un milieu extrême, tant pour les vers que pour moi. Les Bataves se moquent de moi :

– Le petit Français est allé en Californie, sur les sources hydrothermales, il a plongé dans les abysses. Nous, on va le faire plonger dans l'abattoir !

Ils n'ont pas tort, car le tube digestif est réellement un milieu épouvantable. Le pH y est acide et il y grouille tout ce qu'on peut imaginer dans le ventre d'un porc. La particularité de ces vers est leur hémoglobine. Ils s'enkystent dans le système intestinal, où ils peuvent rester longtemps à l'état dormant. Puis ils se réveillent et colonisent le tube digestif comme un ténia. Leur hémoglobine capte d'une façon extrêmement forte l'oxygène, comme le faisaient les hémoglobines ancestrales lorsque l'oxygène était toxique pour les organismes anaérobies. Chez ces vers parasites, on rencontre des vestiges de l'évolution de la molécule d'hémoglobine qui, au long du processus de l'évolution, s'est muée en molécule de transport d'oxygène. Dans l'odeur pestilentielle et le vacarme assourdissant de l'abattoir, supportables uniquement grâce à des masques et un pince-nez, je trie et collecte ces vers puis, une fois au laboratoire, j'identifie la molécule d'hémoglobine en vue d'effectuer les séquençages de ces protéines. Ce travail constituera une bonne partie de mon activité dans ce laboratoire. Les scientifiques flamands prennent un plaisir sadique à me voir trimer sur ces tâches peu ragoûtantes, et quelques semaines plus tard, ils commencent à me prévenir :

– Tu sais, il y a aussi des vers dans les intestins de chevaux…

Mais là, je me rebiffe.

– Voulez-vous sérieusement que j'aille maintenant dans un abattoir de chevaux ? C'en est trop pour moi. J'arrête là ! Assez avec ces conneries !

Je décide de me concentrer sur l'examen de l'hémoglobine de mes vers marins rapportés de Californie, que j'avais pris la précaution de faire expédier dans ce laboratoire belge. Toutefois, cette décision me place en conflit ouvert avec le laboratoire et ne fait qu'aggraver nos relations. Chaque matin, je pars travailler avec la boule au ventre. Je serre les dents car je sais que c'est temporaire. Anvers est une ville magnifique, mais l'ambiance et les mentalités y sont très pesantes. Le parti d'extrême droite Vlaams Blok dirige d'ailleurs la mairie d'Anvers. Je me retrouve donc, seul Français, au milieu de néerlandophones nationalistes pour lesquels la vraie Belgique, c'est la Flandre. Et je dois endurer leurs propos à l'emporte-pièce.

– Ce sont les industries pharmaceutiques flamandes et notre port qui créent la richesse de la Belgique. Les autres Belges ne sont que des profiteurs, notamment ces fainéants de Wallons…

Quelle ambiance ! Mais je ne veux pas m'abaisser à me battre contre eux. Je réserve mes forces à mon combat pour l'entrée au CNRS en France. Alors, pendant un an, je fais profil bas. Je poursuis mes recherches en utilisant les moyens de leur laboratoire parce que j'ai besoin de matériel. Je me plie à leurs demandes sur certains de leurs projets et je travaille en parallèle sur mes propres recherches dans l'objectif de publier de nouveaux articles scientifiques pour le concours. C'est un travail d'équilibriste. De fait, je parviens à en publier encore six dans de grandes revues scientifiques[1].

L'autre prix fort à payer lors de ce séjour éprouvant en Belgique est la séparation, une nouvelle fois, d'avec Élisabeth, ma future femme. Je l'ai rencontrée en 1996, grâce à la science et plus particulièrement la spectrométrie de masse. À l'époque où je finalise ma thèse, je fréquente en effet une société de jeunes scientifiques, le club des Jeunes de la Société française de spectrométrie de masse, lieu d'échange à propos de ces techniques. Grâce à ce club, je m'inscris à une école thématique du CNRS pour une semaine de cours focalisés sur les techniques de spectrométrie de masse, émergentes en biologie. La formation est dispensée dans la Nièvre, à Garchy, au milieu de nulle part, sur un site créé dans les années 1950 par le CNRS, idéal car isolé de toutes perturbations électromagnétiques. Ce laboratoire avait été monté par Yves Rocard, père de l'homme

1. Seibel B., Chausson F., Lallier F. H., Zal F., Childress J. J., « Vampire blood : respiratory physiology of the vampire squid (*Cephalopoda : Vampyromorpha*) in relation to the oxygen minimum layer », *Experimental Biology*, 1999, n° 4, p. 1-10.
Mouche F., Boisset N., Lamy J., Zal F., Lamy J. N., « Structural Comparison of Cephalopod Hemocyanins : Phylogenetic Significance », 1999, n° 127, p. 199-212.
Weber R. E., Fago A., Val A. L., Dewilde S., Zal F., Moens L., « Isohemoglobin differentiation in the bimodal-breathing amazon catfish *Hoplosternum littorale* », *Journal of Biological Chemistry*, 2000, n° 275, p. 17297-17305.
Guirguis P., Lee R. W., Desaulnier N., Childress J. J., Pospesel M., Felbeck H., Zal F., « Fate of Nitrate Acquired by the Tubeworm *Riftia pachyptila* », *Applied and Environmental Microbiology*, 2000, n° 66, p. 2783-2790.
Chevaldonné P., Fisher C. R., Childress J. J., Desbruyères D., Jollivet D., Zal F., Toulmond A., « Thermotolerance and the "Pompeii worms" », *Marine Ecology Progress Series*, n° 208, p. 293-295.
Zal F., Green B. N., Martineu P., Lallier F. H., Toulmond A., Vinogradov S. N., Childress J. J., « Polypeptide chain composition diversity of hexagonal-bilayer haemoglobins within a single family of annelids, the *Alvinellidae* », *European Journal of Biochemistry*, 2000, n° 267, p. 5227-5236.

politique mais surtout responsable du programme scientifique qui a permis la mise au point de la bombe atomique française. Là, je rencontre la sœur de ma future femme, spécialiste au CNRS de la spectrométrie de masse. Nous sympathisons si bien qu'elle m'invite à rejoindre une virée en mer en Bretagne, entre amis, présupposant qu'en tant que Breton je dois savoir naviguer… Je me garde bien de démentir et c'est ainsi qu'à l'été 1996 je rencontre pour la première fois Élisabeth, sur le pont du bateau. Ébloui par sa beauté, sa gentillesse et son intelligence, je me rapproche d'elle, et au moment de mon départ en Californie, nous sommes amoureux. Ce n'est pas le bon moment, mais ces choses-là ne se décrètent pas. De son côté, elle est déjà chirurgien-dentiste et termine sa propre thèse de recherche portant sur les biomatériaux, notamment la structure des implants dentaires, à Strasbourg, dans le laboratoire de sa sœur. Après deux années de séparation crève-cœur par-delà l'Atlantique et le continent nord-américain, la distance Anvers-Strasbourg nous paraît largement surmontable, d'autant que notre amour triomphe de toutes les difficultés et que nous sommes certains de nous marier. Notre relation est marquée par des séparations fréquentes, mais c'est aussi le prix à payer pour devenir scientifique. Dans l'idéal, il faudrait ne vivre que pour la science, ne respirer que pour la science, ne dormir qu'avec la science… Élisabeth et moi n'aspirons qu'à cela. Pour nous, c'est une évidence, même si ce sacrifice paraît exorbitant aux yeux de la plupart des gens. Nos recherches passent avant tout, et cela nous oblige à trouver un équilibre. Je sais que, pour préparer sa thèse, elle doit passer des nuits au laboratoire, comme moi. Et puisqu'un chercheur décroche son premier poste à plus de 30 ans, la perspective de fonder une famille pour un couple devient mission impossible. Pourtant, sur fond de nuits blanches, d'allers-retours Strasbourg-Anvers et de publications, nous parvenons à construire notre avenir, animés par la volonté de réussir sur les deux fronts, privé et professionnel. Chacun respecte et soutient l'autre, et cette harmonie sera déterminante lorsque je quitterai le CNRS pour entrer dans le monde des start-up. Les seuls doutes qui nous traversent de temps à autre ne portent pas sur nos sentiments mais sur la possibilité de trouver une place dans ce système professionnel complexe, politisé et miné par des réseaux obscurs. En partant en Californie, j'ai quitté le monde de la politique scientifique. Funeste erreur. Ceux qui s'éloignent trop longtemps cassent leur réseau et ne peuvent plus revenir. Les jeunes post-doctorants se retrouvent dans une situation paradoxale : ils doivent aller se confronter à la vraie vie sur toute la planète, se familiariser avec les techniques et, en clair, en baver ailleurs, mais s'ils s'éloignent trop longtemps, ils ne trouvent pas de place au retour. L'autre sésame tient au nombre et à la régularité des publications scientifiques, dont j'ai bien compris qu'il s'agit d'un impératif. L'adage de ce milieu est sans équivoque : « Publie ou péris. » Un arrêt de publication, même d'une petite année, est un arrêt de mort. L'astuce est de diviser, autant que possible, ce que l'on doit publier. Plutôt qu'un long article, en écrire trois, l'essentiel étant d'être publié chaque année de façon régulière. Le doctorant en laboratoire écrit aussi pour son patron qui, lui, consacre son temps à chercher des financements pour que le jeune chercheur fasse ses recherches. En retour, celui-ci est sa petite main et les deux peuvent cosigner ses travaux. Cela donne une certaine visibilité au jeune doctorant, qui se fait ainsi connaître dans sa communauté scientifique. Tout le système scientifique français repose sur ce renvoi d'ascenseur et il est bien difficile de le remettre en question si l'on veut décrocher un poste dans un centre de recherche publique. En Californie, j'ai pu constater que les PhD (*Philosophiæ Doctor*, l'équivalent d'un titre de docteur français) sont bien plus respectés que les thésards français. Quant aux aînés, membres des commissions appelées Bureau national du CNRS, ils valident le système au motif qu'eux-mêmes l'ont subi. Cependant, avant de porter un regard critique sur le système, je commence par l'intégrer après trois candidatures, et avec les honneurs, comme chargé de recherche de première classe plutôt que de deuxième classe, comme cela est courant. De plus, je vais là où je le désire : à Roscoff, pour travailler sur la biologie marine et sur mon sujet de prédilection. Dès l'annonce du résultat, je rassemble tous mes échantillons de Californie, que j'expédie dans un congélateur à Roscoff. Puis je me sauve en pleine nuit du laboratoire d'Anvers. C'est une bien mauvaise manière, mais je suis à bout et je ne peux plus supporter cette odieuse ambiance. Bien sûr, mon professeur belge va s'en plaindre à la station de Roscoff, mais j'ai déjà mon poste en main et ces échantillons sont les miens. Élisabeth est heureuse de me voir revenir en France, et nous commençons à envisager le mariage. Toutefois, elle occupe toujours un poste d'hospitalo-universitaire à l'université de Strasbourg tandis que je pars en Bretagne. Je songe bien à lâcher l'opportunité de poste à Roscoff pour la rejoindre, mais la colère du Pr Toulmond, informé, m'en dissuade vite. Ses mots résonnent encore à mes oreilles :

– Moi, quand on m'a demandé de choisir, j'ai choisi la science ; donc, si tu veux être un scientifique, ne te marie pas ou le plus tard possible ! La science passe avant tout !

Alors, je reste à Roscoff et Élisabeth à Strasbourg, mais nous enfreignons l'injonction en nous mariant quand même en septembre 1999, un mois avant mon entrée officielle à la station biologique. Mariés mais toujours séparés par 1 000 kilomètres, et pour plusieurs années. Un projet fou mais socle de notre destin commun. Élisabeth postulera plus tard à un poste de maître de conférences et de praticien hospitalier (MCU-PH). Elle gagne à peine plus que moi qui, avec mon bac + 11, suis rémunéré l'équivalent de 2 200 euros. Nous décidons de nous installer à Morlaix à proximité de la nationale menant à l'aéroport. Toutes les semaines, ou tous les quinze jours, en fonction de l'état de nos finances, l'un de nous prend l'avion pour rejoindre l'autre. Durant trois longues années, notre vie de couple se déroule en pointillé, comme celle de milliers d'autres travailleurs aux postes éloignés. Il faut tenir le coup affectivement et financièrement. Mais nous tenons. Un jour, le Pr André Toulmond, devenu un ami, m'a demandé s'il m'avait jamais donné un mauvais conseil.

– Si, André, une fois, quand tu m'as dit de ne pas me marier !

11.
Pauvre recherche française...

En 1999, dès mon arrivée à la station biologique de Roscoff, centre de recherche qui dépend de deux tutelles, le CNRS et l'université Pierre-et-Marie-Curie (Paris VI, devenu depuis Sorbonne Université), je comprends vite que la recherche française souffre d'un cruel manque de moyens. Le Dr François Lallier, responsable de l'équipe de recherche dans laquelle j'ai effectué mes travaux de thèse, m'accueille dans ce qui sera ma nouvelle famille professionnelle. Lorsque je lui demande où je vais travailler, il me désigne une salle vide... sans même un bureau. Je le regarde, éberlué. Avec un haussement d'épaules, il m'indique un garde-meuble où je dégotte une vieille table et une chaise. Mon bureau prend forme. Ensuite, il me faut un ordinateur. Nouvelle déconvenue.

– Ah non, t'as pas d'ordi, il faut faire un projet pour en avoir un.

Finalement, c'est le conseil régional de Bretagne qui va m'octroyer une aide pour acheter cet ordinateur. Faute de subsides, le chercheur doit aller quémander l'argent ailleurs. Il existe bien un « soutien de base » de l'État qui était, en 1999, l'équivalent d'environ 1500 euros par chercheur et par an, censés financer notre recherche et notre matériel jusqu'à la souris d'ordinateur. C'est insensé ! À Roscoff, les machines sont poussiéreuses et n'ont pas été renouvelées depuis vingt ans. Pour moi qui ai déjà travaillé avec du matériel de spectrométrie de masse ultra-sophistiqué et fréquenté des laboratoires californiens équipés de technologies de pointe… je me retrouve dans un décor de paillasses antédiluviennes à carreaux blancs et de vieilles hottes en bois.

Je n'ignorais rien de cette situation, mais je pensais que les chercheurs statutaires étaient dotés d'un budget pour mener à bien leurs projets de recherche. De nouveau, je vais devoir me débrouiller seul. Alors, je retrousse mes manches et, prosaïquement, je commence par poncer mon bureau. Puis je me lance dans la quête de subventions nationales ou européennes. Je m'en sors plutôt bien et, assez vite, je parviens à améliorer mon laboratoire, dont je finis par devenir le responsable, en charge d'une équipe d'une quinzaine de personnes. Mon activité se transforme de fond en comble : je deviens moins chercheur scientifique en quête de connaissances que chercheur d'or en quête de subsides pour son équipe et ses travaux. Je suis désormais celui qui rédige des demandes de financement et qui recrute des doctorants et des étudiants pour mener la recherche à sa place. Entre 1999 et 2007, date à laquelle je quitterai le CNRS, j'aurai apporté à la station biologique de Roscoff quelque 5 millions d'euros alors que mon salaire aura stagné autour de 2200 euros. Situation pour le moins un peu folle.

Même si ce fonctionnement ne me convient pas, je m'y plie et me recentre rapidement sur mes travaux de valorisation. Dès octobre 1999, je rends visite au Dr Laurent Meijer, le découvreur de la roscovitine, une molécule anticancéreuse provenant d'une étoile de mer. J'y reviendrai. Au CNRS, il est connu pour être de ceux qui ont le plus publié. Il a surtout compris l'importance de la valorisation des découvertes. D'emblée, il a breveté sa molécule. Un brevet est une étape essentielle qui permet de formaliser et posséder un actif susceptible d'être monnayable pour une industrie. Sans brevet, une découverte n'a pas de valeur. Laurent Meijer m'explique le processus de dépôt d'un brevet. Avec ce premier pas, j'ai l'impression que tout un monde s'ouvre à moi et le pressentiment qu'avec un brevet et un peu d'argent peut débuter une grande aventure avec ma molécule baptisée M101.

Seulement, CNRS et finances ne font pas bon ménage. Officiellement, je dois me consacrer à la recherche fondamentale sur les vers de milieux extrêmes. Mon idée de valorisation dans le domaine médical relève d'un projet strictement personnel. Je n'ai pas été recruté pour ça et je ne peux le mener qu'à mes heures perdues. Il m'arrive d'évoquer cette idée avec certains membres de la famille d'Élisabeth, employés de Sanofi-Synthélabo, une *Big Pharma* à la française, qui donnera par la suite Sanofi. Ces discussions nourrissent ma réflexion et renforcent ma conviction que, un jour peut-être, ma molécule pourrait trouver ses applications pharmaceutiques. Je décide alors de tester mon idée en postulant à un concours lancé par la fondation Rhône-Poulenc. Si je le manque de peu, il me permet néanmoins de nouer des contacts dans le monde de l'industrie pharmaceutique et d'y entendre des encouragements à poursuivre.

Mais à cette époque, au début des années 2000, s'installe un malentendu qui va longtemps me gêner. En parlant de la molécule M101, j'explique que je souhaite mettre au point un « substitut sanguin » ; c'est une erreur. Cela laisse entendre que l'on va créer un sang artificiel, ce qui n'est pas exact. Mon objectif est d'obtenir un transporteur d'oxygène universel. Cet abus de langage me sera reproché par la suite, et à juste titre. Il s'agit d'une mauvaise traduction de l'anglais « *blood substitute* », couramment utilisé mais qui n'est qu'une simplification. M101 ne peut pas être un substitut sanguin dès lors que son unique fonction est de remplacer le globule rouge. Il va falloir du temps pour lever cette ambiguïté et poser le cadre exact de ma découverte : il s'agit d'un transporteur d'oxygène thérapeutique, mais pas d'un substitut sanguin. Hélas, la formule va s'incruster et des journalistes parleront même de « sang artificiel ». Le terme est si facile à retenir et résonne tellement mieux dans l'imaginaire collectif. Lors d'une interview donnée par téléphone au journal *Les Échos*, mon interlocuteur s'engagera à ne pas utiliser ce terme, et finalement « substitut sanguin » figurera tout au long de l'article…

Au CNRS, je comprends vite que mon projet de valorisation de la molécule M101 contrevient aux habitudes et à la mentalité maison. Je m'entends dire :

– On n'en a rien à faire de tes brevets. Tes brevets, ce ne sont pas des publications scientifiques. Les brevets, c'est pour faire de l'argent. Qu'est-ce que tu veux ? Gagner plein d'argent ?

Plus le temps passe, plus je me sens en décalage avec ce système qui n'aime que les codes stricts et fermés. Je n'ai pas le tempérament requis pour faire allégeance. Je me tiens à l'écart des clans et des coteries, de ceux qui ne lâchent jamais les commandes, qui ont planché et taillé ensemble leurs pierres philosophales, qui distribuent les postes et l'argent. On me fait bien sentir que je suis atypique, mais je ne changerai pas, car c'est mon patrimoine familial pétri de travail et de volonté. Cette structure de recherches académiques, fondée en 1939, prend sa véritable forme à la Libération. Contraint de former un gouvernement d'union nationale, de Gaulle a dû intégrer des ministres communistes auxquels ont été confiées la Recherche et l'Éducation nationale. Donc toute la structure académique a été élaborée sur la base d'un système cryptosoviétique. Il n'est pas question de primes mais, tous les deux ans, on gagne un échelon, soit quelques euros supplémentaires, même si l'on n'a rien fait. Je reconnais toutefois à cette organisation de m'avoir permis de travailler des années durant sur des vers marins en toute tranquillité. Chaque chercheur peut étudier les sujets de son choix et jouit d'une sorte de liberté de pensée hors de toute pression économique de court terme. Bien sûr, cette organisation génère des abus. À ma question : « Qu'est-ce que tu as réalisé cette année ? », je me suis entendu répondre : « Je n'ai pas de comptes à rendre. » Certains chargés de recherche n'ont presque rien publié de toute leur carrière mais sont protégés par des syndicats extrêmement puissants, alors on les laisse tranquilles. Ce système n'a vraiment rien de motivant et n'encourage pas l'innovation.

Malgré mon regard critique et la tâche à la fois ingrate et frustrante de devoir courir partout pour trouver des financements, je m'épanouis au CNRS, notamment en dirigeant mon équipe de recherche. Je prends plaisir à encadrer plusieurs étudiants en thèse, à les pousser à travailler et à progresser. Ensemble, nous explorons les possibilités d'utilisations thérapeutiques des hémoglobines d'arénicole. Du fait de mes responsabilités administratives, je ne peux y consacrer tout le temps souhaité alors je m'y donne jour et nuit, profitant du sort que la vie réserve à notre couple séparé par la géographie. C'est une période très intense. Je m'investis pleinement dans deux projets scientifiques menés en parallèle, mais aussi dans cette relation à distance de quelque 1 000 kilomètres. Ma force ne me vient pas particulièrement de mon intelligence mais plutôt d'une énorme capacité de travail, héritée de mes parents qui, dès l'enfance, m'ont inculqué les valeurs de l'effort et la fierté du labeur. Travailler vingt-quatre heures d'affilée ne me fait ni peur, ni mal, et mon célibat forcé me permet de passer des semaines entières, week-ends compris, dans mon laboratoire. Je n'ai pas de hobbies. Je ne suis pas sportif. Je ne vais pas non plus au cinéma, pas plus que je ne pratique la voile. Je ne connais pas encore le plaisir du bricolage et du jardinage. Je ne lis que des publications scientifiques et j'habite, à ma façon, la vieille bibliothèque de la station de Roscoff, plongé dans mon univers, au milieu de piles de revues scientifiques dévorées comme autant de romans. Je mange, je bois et je dors science. Mes quelques amis sont des collègues du CNRS. Lors de nos rares repas pris en commun, nous parlons science. L'alpha et l'oméga de mon existence, conforme à la prédiction du Pr Toulmond. Mais cela m'épanouit, à ma manière.

Seule une autre passionnée de science comme Élisabeth peut me comprendre et se fondre dans ce tableau monochrome, et, même si, à Strasbourg, elle se donne entièrement à ses propres recherches, nous commençons à songer à fonder une vraie famille. En 2001, nous perdons un premier enfant avant d'accueillir notre fils Pierre-Alexandre. Quel adorable bébé ! Mais il nous faut mettre sur pied une organisation singulière. Dans un premier temps, Élisabeth me confie notre fils, dont je vais m'occuper pendant deux ans à Morlaix. Le matin, je le dépose à la crèche des Petits Pirates, une structure familiale. Lorsque l'occasion se présente, je vais lui donner ses repas et m'occuper des autres enfants. La prise en charge de cette petite vie bien réglée me donne finalement un cadre, des horaires, des obligations qui m'ouvrent les yeux sur l'essentiel de la vie. Ainsi, je deviens très proche de mon fils. Bien sûr, sa maman le ramène parfois avec elle à Strasbourg et, comme elle vit chez ses parents puisque nous ne pouvons pas payer deux appartements,

Pierre-Alexandre est très bien entouré. Mais ces moments ensemble sont rares, et Élisabeth en souffre. Elle multiplie les tentatives pour me rejoindre en Bretagne à coups de dossiers de rapprochement de conjoints en visant Brest et sa faculté dentaire. En vain. Dans ces systèmes d'affectation de postes, les décisions sont lentes et toujours obscures. Nous sommes théoriquement dans une configuration prioritaire et donc susceptible de court-circuiter un recrutement ou une création de poste déjà prévue. Nous nous retrouvons coincés dans le monde infernal des procédures de la fonction publique. Au bout du compte, Élisabeth va devoir encore rester à Strasbourg pendant trois ans, jusqu'en 2003, avant de pouvoir enfin rejoindre la faculté de Brest. Après ces trois longues années d'attente, nous pourrons enfin vivre ensemble.

12.
Premiers tests chez la souris

À l'aube du nouveau millénaire, il est temps pour moi d'aborder une phase expérimentale après avoir compris que l'hémoglobine de ver marin peut être transfusée à des vertébrés. Après le stade théorique nourri également par la lecture de nombreux articles scientifiques sur les propriétés fonctionnelles et structurales de l'hémoglobine, l'heure est venue de la démonstration de la preuve scientifique, appelée aussi « preuve de concept ». Dès l'automne 1999, un mois après mon recrutement au CNRS à la station biologique de Roscoff, je suis allé m'entretenir avec le Dr Laurent Meijer, l'un des plus grands scientifiques que j'ai connus, directeur de recherche au CNRS, dont le laboratoire se situe à l'étage supérieur, au-dessus du mien. Je l'admire car il incarne à mes yeux la mission du chercheur : chercher pour trouver, chercher pour répondre à des enjeux sociétaux en fournissant des solutions à ses contemporains dans tous les domaines sans se contenter de publier ses travaux pour une sphère d'initiés.

Laurent Meijer travaille sur le cancer, et notamment sur des « inhibiteurs de protéines kinases » impliqués dans la régulation du cycle cellulaire. Il a découvert une molécule nommée « roscovitine » (en hommage à Roscoff), issue d'œufs d'étoile de mer. Lorsque je vais le voir, je ne sais pas exactement ce que je vais lui demander. Je lui parle tout à la fois d'organismes marins, d'arénicoles, d'étoiles de mer, de la roscovitine, de sauver des patients, et, finalement, sous le sceau de la confidentialité, je lui dévoile mon idée. Il ne me rit pas au nez. Un premier soulagement ! Avec bienveillance, il me détaille son propre parcours, les différentes étapes pour valoriser une idée au sein du CNRS, les différents intermédiaires, etc. Je prends conscience que le chemin sera tortueux. Il parle de brevets, d'inventions, d'innovations, d'inventeurs et, en me conseillant, il élargit ma vision bien au-delà de la simple recherche fondamentale et de la publication scientifique. Il évoque les transferts de technologie, la transversalité en sciences, les découvertes. Il sème la graine qui me fera entrer dans une nouvelle étape de ma vie. Désormais, mon objectif sera d'aider les autres grâce à la science et de mettre à disposition mes connaissances de la physiologie respiratoire et de l'écophysiologie moléculaire pour la santé de tous.

Je finis par lui poser la question qui me brûle les lèvres :

– Laurent, je souhaite essayer de remplacer les globules rouges par de l'hémoglobine d'*Arenicola marina* chez des rongeurs, connais-tu un laboratoire capable de faire cela ?

Je n'ai encore jamais réalisé ce genre d'expérimentation sur l'animal même si, durant mes études, j'ai suivi un module de physiologie animale et expérimenté en travaux pratiques sur des rats. Il s'agissait alors d'étudier les différents « systèmes » ainsi qualifiés par Claude Bernard, le célèbre physiologiste français : les systèmes nerveux, endocrinien, reproducteur, cardio-vasculaire, lymphatique, respiratoire, digestif et excréteur. Mais dans la phase qui s'annonce, tout va être bien différent : c'est moi le maître d'œuvre des expérimentations et l'auteur d'un protocole précis pour tester cette hypothèse que personne n'a jamais émise avant moi. En science, on connaît deux types d'innovations : l'innovation incrémentale, qui améliore la connaissance ou l'utilisation d'une innovation existante, et l'innovation de rupture, qui ouvre de nouvelles voies de recherche inconnues. Beaucoup de scientifiques travaillent sur des sujets existants sans aborder de nouveaux territoires. Les travaux que je souhaite conduire ouvrent clairement un chapitre inédit de la science.

Laurent Meijer me met en contact avec le professeur de médecine Jacques-Philippe Moulinoux, qui gère une équipe de l'université de Rennes-I travaillant sur des thérapeutiques anticancéreuses. Il est également responsable d'une animalerie. Je me rends à Rennes et lui explique, un peu stressé, mon projet. Nos échanges sont stimulants, car le médecin me faisant face est tout aussi passionné d'explorations et d'innovations que moi. Il trouve mon idée intéressante.

– Banco ! me répond-il. Vous pouvez compter sur moi pour mettre dans la boucle notre responsable animalier, qui vous apprendra à prélever et mettra à votre disposition nos équipements. Mais ici, on a peu de moyens. Il faut que vous trouviez des financements pour pouvoir acheter vos souris et les héberger.

Les souris de laboratoire coûtent très cher, car il s'agit d'animaux élevés dans des conditions très codifiées, dont la génétique est connue, tout comme l'utilisation des infrastructures d'hébergement, qui est très réglementée. J'aurai besoin d'une trentaine de souris qui devront rester dans l'animalerie durant à peu près un an. Nouvellement nommé à mon poste, je ne dispose pas des crédits nécessaires à cette expérience. Je vais d'abord économiser sur les faibles sommes attribuées par le CNRS puis me former : l'anesthésie des animaux, le prélèvement de leur sang, l'injection du produit et identifier le site d'inoculation pour y injecter M101. Tout est très précis et complexe. Globalement, il me faut apprendre à prélever jusqu'à 80 % du volume sanguin d'une souris, soit quelques millilitres, puis à lui réinjecter par voie intraveineuse un volume similaire. Au bout de plusieurs centaines de tentatives, je suis finalement prêt en février 2000. Équipé de mes bottes, ma fourche et mon seau, je vais sur la plage prélever des vers arénicoles. Je les ramène au laboratoire où, spécimen par spécimen, j'en extrais les molécules d'hémoglobine. Plusieurs kilogrammes de vers marins passent ainsi entre mes mains. Je purifie l'hémoglobine des animaux sur une vieille machine de chromatographie, technique de séparation des substances qui va permettre de trier les protéines d'après leur taille. Petit à petit, je constitue un stock d'hémoglobine purifiée sur lequel reposent tous mes espoirs pour sauver des vies.

20 avril 2000. J - 1. J'arrive à Rennes avec ma glacière contenant ma réserve d'hémoglobine de ver marin, mon matériel, seringues, aiguilles, cahier de laboratoire. Je me répète inlassablement le protocole pour vérifier les dilutions, les quantités à injecter, le moyen de repérer les animaux dans une cage… Je suis très anxieux. Une fois de plus, j'entre dans un nouveau monde en passant d'un laboratoire de biologie marine à la faculté de médecine de Rennes. C'est le grand jour. Élisabeth est à mes côtés, bien plus familière que moi de ce type de manipulations. Elle me rassure et m'assiste dans cette expérience d'un genre nouveau. Nous préparons l'essai. Les souris au nom de code « C57BL/6 » sont là, dans différentes cages. Le produit est prêt et le stress monte. Première étape, nous provoquons un choc hémorragique chez un lot de ces rongeurs, en prélevant la quasi-totalité de leur volume sanguin. D'ordinaire, un tel traitement provoque en quelques minutes le décès de ces animaux. Sauf si on leur injecte aussitôt soit du

liquide physiologique que l'on qualifie de «*plasma expander*» pour remplacer le volume prélevé, soit leurs propres globules rouges, soit, et c'est donc une première, notre molécule M101. Au bout d'une heure, nous constatons les résultats. Toutes les souris du groupe contrôle qui ont reçu le liquide physiologique sont mortes. Celles qui ont reçu du sang total survivent, en toute logique. Enfin, celles qui ont reçu M101... survivent aussi ! Le moment est mémorable. Élisabeth et moi sommes subjugués par l'événement : M101 fonctionne et permet de remplacer le sang chez ces souris ! Le sol se dérobe sous nos pieds, nous tenons notre preuve de concept sur l'animal de laboratoire et nous pouvons commencer à envisager sérieusement l'utilisation de cette molécule, par exemple sur des zones de conflits, lors de catastrophes naturelles, d'accidents ou d'attentats. Nous ne sommes pas euphoriques mais plutôt très calmes, très concentrés sur le résultat de l'expérience. Nous nous regardons en silence, conscients de l'énormité de cette découverte et de ses éventuelles applications révolutionnaires. Mais ce n'est là que le tout début de l'étude qui sera suivie d'autres étapes : l'observation au long cours, durant une année, du comportement des souris, leur poids, leur survie. Nous avons prévu de réinjecter régulièrement M101 à ces souris afin d'observer d'éventuels effets secondaires induits par le contact répété avec cette molécule étrangère, comme un choc anaphylactique (grave réaction allergique) ou des réactions immunologiques. Les jours, les semaines et les mois passent sans que l'on constate aucun décès. Mieux ! Les souris prennent du poids, signe de bonne santé. Chaque mois, nous attendons le rapport de santé des animaux avec impatience, appréhension et excitation. Au fur et à mesure des comptes rendus de l'animalerie, je suis conforté dans la validité de ma découverte. Toutefois, je n'ai aucune idée de ce qui m'attend et des obstacles bientôt dressés sur ma route. Pour l'heure, je m'imagine m'engager dans un marathon, alors qu'il s'agira plutôt d'un triathlon de type *iron man* doublé d'un combat de catch !

13.
Après le succès, les ennuis commencent

Au cours de l'année d'essais sur les souris, je vis entre deux mondes en poursuivant deux programmes de recherche effectués en parallèle. L'un est officiel : l'étude de l'adaptation des organismes marins à des environnements extrêmes. L'autre est officieux : le développement d'une molécule issue d'un ver marin en vue de répondre à des besoins médicaux. Je partage mon temps entre Roscoff, dans le monde des biologistes marins, et Rennes, dans le laboratoire d'oncologie du CHU et son animalerie. Cet environnement de recherche médicale, je m'y sens bien. Avoir trouvé un équivalent aux globules rouges de vertébrés me laisse espérer qu'il s'agit peut-être là de la solution à la pénurie mondiale de sang, alors estimée à plusieurs dizaines de millions de litres par an. Rien de moins. Un peu naïvement probablement, je commence à raconter autour de moi mes passionnantes recherches officieuses mais, hélas, je ne recueille pas l'écoute escomptée. Je me heurte à des collègues qui estiment que la recherche ne doit servir que la connaissance. Pasteur disait pourtant : « Il n'y a pas d'un côté la recherche fondamentale et de l'autre, la recherche appliquée. Il y a la recherche et les applications de celle-ci, unies l'une à l'autre comme le fruit de l'arbre est uni à la branche qui l'a porté. » Cette merveilleuse philosophie est loin d'être partagée dans mon entourage, sauf chez René Quris, mon interlocuteur privilégié au CNRS sur les questions de valorisation, que je tiens en haute estime.

Je dépose mon tout premier brevet en 2000. Plusieurs dizaines d'autres suivront sur différentes applications médicales de la molécule M101. En 2001, je reçois la médaille de bronze du CNRS pour l'ensemble de mes travaux, mais surtout, le 4 juin 2003, paraît dans la prestigieuse revue *Nature* une note ainsi intitulée : « *Blood substitute from worms shows promise* » (« Un substitut du sang tiré de vers s'avère prometteur »). Cette publication diffuse mes travaux au niveau mondial dans la communauté scientifique. C'est une consécration qui va toutefois susciter de la jalousie et même de l'hostilité au sein même de mon propre laboratoire. On m'oppose un certain scepticisme devant l'incidence éventuelle de mes travaux d'écophysiologie marine dans le domaine médical. Certains parlent même d'imposture. La recherche est une passion, l'argent n'est pas l'objectif – et heureusement, car le salaire des chercheurs est ridicule au regard du nombre d'années d'études et des sacrifices personnels consentis. La vraie promotion pour un scientifique, c'est d'être publié, même si l'on ne gagne pas davantage d'argent en publiant un bon article dans *Nature*, *Science* ou *The Lancet*. En revanche, l'on gagne en notoriété et rayonnement. En écho à notre article dans *Nature*, on se met à parler beaucoup de moi et de mes recherches dans les médias, ce qui gêne pas mal de confrères. Pourquoi un simple « jeune » de 34 ans, chargé de recherche, est-il désormais plus populaire qu'un « vieux » directeur de recherche ? Cette ambiance hostile nous accable, ma famille et moi. Dès lors, je dois encaisser intimidations, menaces, blocages sur des demandes de financement ou de labélisation de projets. On me reproche ouvertement de vouloir, à terme, vendre ma connaissance aux industriels. Certains parlent même des brevets comme d'un patrimoine historique, incessible, à préserver à tout prix. Cette dichotomie me navre.

Pourquoi vouloir toujours dissocier les deux mondes au point de dresser, en tout cas en France, un véritable mur entre le monde académique et le monde privé. D'un côté, le monde des blouses blanches, qui ne devrait œuvrer que pour la connaissance et accepter la grille salariale de la fonction publique. De l'autre, le monde privé, en l'espèce celui de l'industrie pharmaceutique qui croulerait sous l'argent et qui exploiterait les travaux de la recherche publique. Durant les vingt années suivantes, je m'efforcerai de briser ce mur et de créer ma société afin de gagner ma vie tout en publiant trois ou quatre articles par an et en donnant des conférences partout à travers le globe.

Malgré ce climat, je m'obstine à rechercher des financements pour mes travaux « officieux », et ce, avec un certain succès en dépit des tentatives de blocage. Je parviens à lever tellement de fonds qu'on me confie les rênes de mon laboratoire en 2003. Je suis nommé responsable de mon équipe de recherche composée d'une quinzaine de personnes. Il faut attendre 2006, néanmoins, pour que paraisse le premier article complet dans *Biotechnology Journal*[1]. Cet article, qui fera date, rassemble tous les aspects de la molécule M101. À sa parution, je me retrouve « en dehors des connaissances », comme me le reprochait ma professeure de sciences naturelles de cinquième. En réponse, à l'époque, je m'étais promis d'écrire moi-même les prochains chapitres de la biologie. Avec cette innovation de rupture, j'y parviendrai.

---

1. Rousselot M. *et al.*, « *Arenicola marina* extracellular hemoglobin : a new promising blood substitute », *Biotechnology Journal*, 2006, n° 1, p. 333-345.

14.
Départ du CNRS et débuts de l'épopée Hemarina

L'effet immédiat de mes recherches/brevets et premières publications est d'attirer très rapidement la lumière sur mes travaux. J'enchaîne interviews télé, reportages, journaux audiovisuels, articles de presse. Le CNRS produit même un film intitulé *Ver de sang*… Sans surprise, ce bruit médiatique alimente un certain agacement chez quelques collègues. On me demande de nouveau de me recentrer sur l'axe fondamental de mes recherches – la structure des pigments respiratoires des invertébrés. Lors des évaluations, on me recommande, par exemple, de ne pas évoquer les brevets déposés. Peu à peu, je comprends que, pour développer des applications médicales de ma découverte, je vais devoir créer une société indépendante qui me permettrait d'investir tout mon temps dans cet objectif qui me hante jour et nuit.

Des bouleversements intervenus au sein du CNRS vont progressivement accélérer mon destin. D'abord, au printemps 2004, un projet de réforme ambitieux pour l'institution. Le but est de s'attaquer au manque de pilotage stratégique entre les régions françaises et de favoriser l'interdisciplinarité, car la vraie innovation se trouve souvent aux frontières de plusieurs disciplines. Une restructuration prévoit la réduction du nombre de départements scientifiques de huit à six et la création de cinq directions interrégionales pour viser une stratégie globale. L'intention est de sortir les scientifiques de leurs silos organisés en sections, chaque section ayant une thématique scientifique spécifique. Prévue pour entrer en vigueur le 1er janvier 2006, la réforme crée un bouleversement redouté par beaucoup de chercheurs et personnels du CNRS, quand d'autres y voient une stimulation pour la recherche. Certains y décèlent aussi l'opportunité d'accroître leur pouvoir. Or, celui qui l'avait pilotée décède en juin 2004, ce qui ruine ces perspectives. Son successeur affiche même son hostilité au projet en bloquant plusieurs nominations nécessaires à sa mise en œuvre. Après de vaines tentatives pour faire travailler ensemble le directeur général et le nouveau président du CNRS, le ministre délégué à l'Enseignement et à la Recherche de l'époque, M. François Goulard, choisit de les remplacer simultanément, à quatre jours d'écart. Malgré la nomination de Catherine Bréchignac au poste de présidente, la grande réforme est finalement abandonnée. Il s'ensuit une crise sans précédent à la tête de l'institution, qui coûte leur poste à beaucoup de dirigeants, surtout ceux nommés par le directeur général fraîchement limogé. Des dizaines d'entre eux perdent *de facto* leurs mandats et leurs responsabilités. Ces bouleversements touchent de plein fouet la station biologique de Roscoff, prise dans un jeu pernicieux de chaises musicales. Notre ancien directeur, récemment nommé mais parti quelques mois plus tôt pour prendre un des postes de directeur interrégional, dès lors supprimé, veut donc revenir d'autorité sans déposer de candidature. Le personnel de la station se divise alors en deux camps, favorable ou opposé à son retour. Au terme d'une petite lutte de pouvoir, notre ex-directeur l'emporte et parvient à retrouver son fauteuil. Mais dès son retour, aigri par cette guérilla, il lance une chasse aux sorcières qui me vise en tant que l'un de ses principaux opposants. Avec l'aide de ses anciens camarades d'infortune qui demeurent à des postes importants au sein de la structure CNRS, il me manifeste une véritable aversion et entreprend de bloquer tous mes projets.

À la même période, un autre événement survenu dans le monde scientifique va avoir une grande répercussion sur mon travail : la création de l'Agence nationale de la recherche (ANR). Cette agence d'État va permettre de financer la recherche au travers d'appels d'offres et non plus avec des crédits récurrents provenant des tutelles des organismes de recherche. Pilotée directement par l'État, l'ANR retire *de facto* aux institutions leur capacité de décider de leur politique et stratégie scientifiques. C'est l'une des premières fois qu'une structure publique française opère, sur le modèle américain, une sélection drastique en priorisant les projets les plus intéressants et surtout ceux qui démontrent une valorisation de la recherche. Ce processus hypersélectif mécontente beaucoup de scientifiques mais propulse mon laboratoire, qui est l'un des premiers à recevoir une aide de cet organisme. Je ne suis pas dupe : l'ANR m'utilise aussi comme exemple pour démontrer à tous qu'il est possible d'être financé quand un objectif est perspicace et appliqué. Mais, évidemment, cela attise la rancœur et la jalousie de certains collègues qui vont chercher à me déstabiliser. C'est une manne pour mon entité qui ne dispose d'aucun financement pérenne, tout juste quelques milliers d'euros pour une équipe d'une dizaine de personnes et pour moi qui dépense un temps fou à chercher des subsides. Ceux de l'ANR s'avèrent extrêmement conséquents sur une période de trois ans. Cela me permet d'engager des jeunes scientifiques non titulaires et des post-docs, mais en contrat à durée déterminée. Je n'ai pas d'autre choix, car il m'est impossible de créer des CDI au sein de l'institution, encore moins des postes de fonctionnaires.

Mes adversaires me reprochent alors d'être responsable de la précarité au sein du CNRS ! Ceux que j'appelle « les partisans du monde d'avant » se dressent contre moi avec cet argument, car, à leurs yeux, j'introduis dans ce vénérable organisme de recherche le cheval de Troie du monde de l'économie et de la compétition. Mais je ne suis pas un traître, seulement un scientifique qui souhaite voir le fruit de ses recherches irriguer la société dans l'intérêt de celle-ci.

Alors, je trace mon sillon en postulant à différents concours du ministère de la Recherche, qui soutient l'innovation et le transfert des découvertes vers l'industrie, en escomptant des retombées pour les institutions. Dès 2005, je gagne le Prix de la création d'entreprise innovante dans la catégorie « En émergence », puis, un an plus tard, dans celle « En création développement ». Ces prix m'honorent et me confortent avant tout dans l'idée que ma découverte n'est pas un rêve fou : il est possible de créer une entreprise qui fasse bon usage de l'hémoglobine du *buzuk* breton !

En remplissant le dossier requis pour présenter au premier concours les futures activités d'une société innovante à l'impact sociétal, je découvre un monde nouveau : l'entrepreneuriat. L'université ne connaît que deux métiers : chercheur ou enseignant-chercheur. Mais j'aime ce challenge et je me lance en apprenant au fur et à mesure. La dotation du premier prix s'élève à 45 000 euros. Une sacrée somme ! Pour le deuxième concours, je dois présenter un business plan adossé à une étude du marché. Comment faire ? J'approche une société de conseil en transformation du secteur public (EY), qui me facture justement 45 000 euros l'élaboration de ce business plan. Tout l'argent du premier prix est investi dans une belle présentation PowerPoint et un magnifique tableau Excel pleins de chiffres attestant du potentiel de mon projet. Le montant remporté lors du deuxième concours est encore plus fou : 450 000 euros !

Ces sommes conséquentes soutiennent mes premiers investissements mais exacerbent encore les jalousies et frustrations au sein du CNRS. À la veille de la remise de mon second prix au ministère de la Recherche, le directeur de la communication du CNRS m'appelle en personne pour me dissuader de m'y rendre et me donne même la raison à invoquer :

– Vous direz que vous êtes souffrant…

Je suis stupéfait ! Mais après avoir travaillé dur pendant tant d'années, j'estime que c'est mon droit d'aller recevoir ce prix que me remet le ministre de la Recherche en personne, François Goulard. Par ailleurs, le directeur de la station biologique de Roscoff me refuse toute autorisation de recevoir des journalistes, lesquels continuent pourtant de parler de mon travail dans les journaux télévisés ou la presse écrite. Au sein de l'institution, on me discrédite désormais ouvertement. Le bruit court même que l'agent de la fonction publique Franck Zal a falsifié ses résultats et déjà créé une société sans avoir fait les démarches nécessaires devant la commission de déontologie, ce qui est évidemment faux. La rumeur s'insinue au point que le cabinet du ministre de la Recherche s'en émeut. Mais plus rien n'arrête mon envol et, en 2007, je remporte cette fois le grand prix du Sénat dans la catégorie « Sciences de la vie ». J'ai alors la conviction que j'irai jusqu'au bout de ma découverte. Renoncer n'est pas concevable, même si j'ignore tout de la dureté et de la durée de la course d'obstacles qui m'attend.

Malgré ces succès, ces prix gagnés, ou peut-être à cause d'eux, comme cette récompense remise par Bill Gates en personne au palais des Congrès dans le cadre des Masters de la création d'entreprise en 2006, c'est bien dans un climat hostile que je conçois ma future société, Hemarina. On me convoque la même année devant une commission d'enquête, sans aucun statut légal, dont le but est clairement de me faire lâcher prise et de m'intimider. Durant l'un des «entretiens», je comprends que l'on me pousse à renier l'authenticité de ma découverte. Je ressens un tel choc que je pense au procès en inquisition intenté à Galilée pour avoir critiqué le géocentrisme de Ptolémée et soutenu l'héliocentrisme de Copernic. Quelle épreuve d'entendre quatre ou cinq personnes répéter :

– Avouez que vous extrapolez le bénéfice de cette molécule !

Je réalise que le système est capable de me détruire à la fois scientifiquement et humainement. Un véritable bras de fer s'engage. Heureusement, mon équipe proche se range à mes côtés, tout comme mon directeur de thèse et le président de Sorbonne Université, qui me soutiennent pleinement, sans réserve ni ambiguïté. Ils le font savoir, comme de nombreuses hautes personnalités scientifiques tels l'académicien François Gros ou encore le Prix Nobel de chimie Jean-Marie Lehn.

Je ne suis cependant pas au bout de mes surprises. Un matin, je découvre un document anonyme glissé sous la porte de mon bureau, sans un mot d'accompagnement. En fait, le document est adressé au responsable de la station biologique de Roscoff par l'un des directeurs du CNRS. Il s'agit de la première page d'un rapport confidentiel sur l'audition – plutôt le procès en accusation ou en inquisition – à laquelle on vient de me soumettre. Intitulé *ZAL – URGENT*, ce document a sans doute été oublié sur une imprimante de la direction et un collègue avisé et discret aura certainement voulu me prévenir… J'écris à ce directeur pour réclamer une copie officielle du document, qu'il se sent obligé de m'envoyer. Je tiens là la preuve que plusieurs hauts dirigeants de l'institution tentent de faire barrage à mon projet sans pouvoir avancer la moindre preuve de faute professionnelle de ma part pour mettre en défaut mon intégrité scientifique. La conclusion est claire : le CNRS ne peut pas m'empêcher de monter ma société mais va arrêter de financer toute recherche dans mon laboratoire sur ce sujet. Un procédé pour le moins lâche et mesquin qui va me pousser à quitter cette machine à broyer, celle qui m'avait pourtant ouvert la porte pour accomplir mes rêves d'enfant. Je ressens beaucoup d'amertume, un mélange de détermination et de sentiment d'injustice. Je ne remets pas en cause l'institution qui m'a permis de réaliser mes travaux, institution que je respecte profondément et qui m'a donné la liberté et les moyens nécessaires à ma découverte, mais je déplore ce grand gâchis et la prise en otage de cette institution par des responsables, à l'époque, peu scrupuleux. Puisqu'il en est ainsi, je vais donc partir. Et au fond, les jalousies, les intimidations, les pressions, tout ce qu'il m'aura fallu endurer, avec ma famille, m'a aussi forgé une solide carapace, décuplant, au bout du compte, mes forces et ma volonté de réussir sur ce long chemin. J'en serais presque reconnaissant à ceux qui ont tout fait pour m'en empêcher.

15.
De l'importance des brevets

Hemarina, ma société, voit le jour en mars 2007, une fois mon business plan et les preuves de concept validés. Un mot-valise, simple à comprendre, formé de la contraction de *hem* (pour la molécule d'hémoglobine) et de *marina* (pour *Arenicola marina*). Ce nom résume l'origine de la découverte et son principal support, le ver marin. Le jour J du départ, je pense à mon foyer à entretenir et à nos trois jeunes enfants. Pierre-Alexandre a 7 ans, Jean-Maxime, 5, et Émilie n'en a que 3. Je renonce à un poste de fonctionnaire – c'est-à-dire un CDI à vie – et à mon salaire de 2200 euros mensuels. Combiné à celui d'Élisabeth, mon revenu nous a permis de prendre une hypothèque sur notre maison avec un crédit sur quinze ans. Dans mon esprit, acheter ma maison a toujours été la marque d'une vraie réussite. Enfant, j'avais calculé qu'en multipliant le salaire de moins de 1000 francs de mon père il faudrait au moins deux ou trois générations pour y parvenir ! Improbable… Maintenant qu'Élisabeth et moi possédons notre maison, nous sommes terrifiés à l'idée de la perdre. Mais je ne peux plus reculer.

Un nouveau défi se présente : récupérer les licences des brevets de mes inventions, dont le CNRS demeure le propriétaire. Sans cela, je ne pourrai pas développer mon projet. Depuis 2002, j'ai réussi à breveter mes découvertes en France et, en 2004, en Europe. L'année suivante, j'ai pu breveter le procédé de dissociation de la molécule d'hémoglobine extracellulaire de

Arenicola marina, sur la caractérisation des chaînes protéiques la constituant et des séquences nucléotidiques codant pour ses chaînes protéiques. Ces brevets protègent l'utilisation de l'hémoglobine de l'arénicole dans des applications particulières comme substituer l'hémoglobine de ce ver marin à celle de vertébrés. Ces brevets, essentiels pour les activités d'Hemarina, constituent ses actifs les plus précieux.

La communauté scientifique est divisée à propos des brevets. Certains y sont opposés comme ces médecins de l'hôpital Necker à Paris qui m'ont expliqué, un jour, que les innovations devraient être purement et simplement versées dans le domaine public sans autre procédure.

– Les brevets devraient servir l'humanité sans jamais qu'une entreprise privée ne les accapare !

Ce à quoi je leur répondais :

– Vous dites que la recherche a vocation à sauver le monde entier. Cela est vraiment noble de votre part, mais pensez-vous pouvoir développer toutes ses potentialités et ses applications si personne ne peut investir durant dix à vingt ans dans des brevets exclusifs ? Je crains qu'une idée qui n'appartient à personne ne devienne jamais plus qu'une idée, car elle ne sera défendue et portée par personne.

Déposer un brevet repose sur trois conditions : l'antériorité, l'innovation, et l'état de l'art. Différents organismes soumettent les brevets à ces trois critères impitoyables interprétés différemment – notamment l'idée d'innovation – selon les pays. La France possède l'exigeant INPI (Institut national de la propriété intellectuelle). Mais l'organisme le plus dur à convaincre est sans conteste l'USPTO des États-Unis (United States Patent and Trademark Office). Chaque candidat doit se battre pour imposer son brevet face aux Américains traquant la moindre faille pour tenter de disqualifier l'innovation qui leur est soumise. Généralement, le *Frenchie* qui présente une innovation qu'ils n'ont pas trouvée eux-mêmes est vu d'un mauvais œil. À l'aide de mots-clés, l'USPTO analyse toutes les bases de données mondiales pour traquer les antériorités. Si l'idée a déjà été mentionnée et si le bureau arrive à démontrer que la découverte relève d'une évidence, résultat d'une observation plutôt que vrai travail de chercheur, le brevet est refusé. Le problème, c'est qu'il est facile pour l'USPTO d'affirmer qu'une innovation relève d'une évidence quand on lui a déjà montré le chemin pour y arriver… Parfois, ses inspecteurs soutiennent que l'innovation couvre un champ trop large. Il faut donc déposer des innovations bien spécifiques, comme je ferai ensuite pour la cicatrisation, le pansement, l'infarctus du myocarde, la drépanocytose… Au départ, tout cela s'effectue par un échange de lettres sans fin où il faut être inventif pour déployer ses arguments. Il peut arriver que l'USPTO invite le candidat à se confronter à un inspecteur en charge du dossier. Cela m'est arrivé une fois en 2008, quand je me suis rendu à son siège à Washington DC.

Assisté d'un avocat de propriété intellectuelle, je suis reçu dans un bâtiment impressionnant où je comparais, en quelque sorte, pour aborder les éléments susceptibles de faire basculer la décision. L'inspecteur me pousse au maximum dans mes retranchements :

– Pourquoi est-ce innovant ? Puisqu'il s'agit d'un ver, ce n'est pas votre idée après tout ; c'est celle du ver !

Un ver est certes un élément naturel et vivant, et il n'est pas possible de breveter le vivant. Par exemple, on ne peut pas breveter un gène. J'ai donc dû trouver des moyens détournés, mais totalement admis, en identifiant les séquences d'ADN complémentaires d'un gène. Pour cela, j'ai éliminé les parties non codantes du gène, appelées « introns », et conservé les seules parties codantes appelées « exons ». Cette construction, qu'on appelle un « ADNc », ne correspond plus au gène naturel. Ce sont ces ADNc composés uniquement des parties codantes qui me permettent de reconstruire la protéine. Puisque la main de l'humain est intervenue, cela relève bien d'une invention. Ce que je brevette n'est pas le ver en soi, mais la structure de cet ADNc, et toute l'innovation construite autour de cette molécule inventée. Grâce à cela, j'ai réussi à protéger la séquence codante pour la molécule d'hémoglobine d'*Arenicola marina*.

Les brevets sont comme des poupées russes. D'un premier dépend le suivant et c'est ce premier qui est la clé. Désormais, si un chercheur avait l'idée de breveter une hémoglobine de lombric, de ver de terre, ou de ver du Pacifique, il tomberait sur mon premier brevet. C'est la beauté du biomimétisme. L'observation de la nature permet d'innover à partir de mécanismes physiologiques naturels. *Arenicola marina* est présent sur la Terre depuis près de 450 millions d'années, mais personne n'avait jamais eu l'idée de prélever le transporteur d'oxygène de son système circulatoire pour le mélanger à une solution de préservation de greffons. L'établissement d'un lien entre la physiologie respiratoire de ce ver marin et l'application médicale en question n'appartient pas à la nature.

La loi sur l'innovation et la recherche de 1999, dite « loi Allègre », qui a pour objectif d'aider les chercheurs à créer des sociétés sur la base de leurs recherches, me permet de rester au CNRS encore quelques mois. Je mets ce temps à profit pour essayer de créer ma propre entreprise, mais je me heurte à de nouveaux obstacles. Le plus important est l'obtention auprès du CNRS de licences d'exploitation des brevets pour créer une société de biotechnologie appelée à lever des fonds auprès d'investisseurs. En effet, quel investisseur se lancerait dans un développement forcément long et coûteux si son investissement n'était pas couvert par une antériorité d'exploitation ? Or, statutairement, je n'ai pas le droit de négocier des brevets avec le CNRS et je dois passer par un tiers auquel, officiellement, je n'ai pas le droit de parler pour des questions de conflits d'intérêts ! Un véritable imbroglio juridique. Au bout de plusieurs mois d'explications et d'attente, je suis convoqué à Paris au siège du CNRS dans le bureau du responsable de la direction de la politique industrielle. J'assiste à une réunion improbable au cours de laquelle on m'annonce tout et son contraire. Le directeur, qui m'est clairement hostile, m'explique, en substance, que le patrimoine du CNRS n'est pas à vendre. Je rétorque qu'un brevet est un actif et que, comme tout titre de propriété immobilière, il pourrait être vendu mais que s'il ne peut l'être, il pourrait faire l'objet d'une licence d'exploitation. S'engage une discussion sur la valeur de ces brevets. Mon interlocuteur joue avec moi en déclarant qu'elle pourrait dépasser un million d'euros… puis, rapidement, se rétracte :

– Nous pensons que votre découverte n'a aucune valeur. Elle ne vaut rien, vous n'avez rien démontré, rien inventé, vous extrapolez les bénéfices de cette molécule. Ces brevets n'auront aucun intérêt scientifique ni économique. Le CNRS va vous les laisser pour un euro symbolique !

Ces phrases ahurissantes s'enchaînent. Autour de la table est assise la responsable de valorisation auprès du CNRS. Elle est très gênée par les mots de son responsable. En aparté, elle lui fait comprendre que l'on ne peut pas brader un actif payé par de l'argent public. Agacé, le directeur veut en finir et bégaie que l'on va finalement m'octroyer un accord de licence exclusive mondiale de mes brevets pour une durée de vingt ans. Son montant à négocier s'annonce peu élevé puisque mes recherches sont considérées comme insignifiantes. Je n'en crois pas mes oreilles, mais je saute sur l'occasion pour lui signifier mon accord. Jusqu'en 2027, mes premiers brevets resteront donc propriété et patrimoine du CNRS et de l'État. La technologie que j'ai découverte ne m'appartient pas. Si un autre chercheur veut utiliser ces brevets dans ses propres travaux de recherche fondamentale, il le pourra mais sans chercher lui-même à les valoriser. Au cours des quinze années suivantes, j'accumulerai quelque soixante-trois brevets… L'autre obstacle légal interdit aux chercheurs de diriger l'entreprise à laquelle ils ont le droit d'apporter leur concours scientifique. Pour le surmonter, nous décidons avec Élisabeth que la direction officielle d'Hemarina lui sera confiée.

Toutes ces embûches et ces discussions tordues minent notre moral et nous devons nous soutenir pour que l'enthousiasme ne laisse pas place à la colère ou au découragement. Cet ultime épisode douloureux précipite ma démission du CNRS, qui sera officielle au début de 2008. Une page se tourne, emportant mon rêve, vingt ans auparavant, d'entrer dans cette institution par la grande porte, d'intégrer une équipe de recherche et d'aller naviguer sur les océans. À ce moment précis, un sentiment d'exigence et d'évidence m'envahit. Je me lance dans une aventure périlleuse en me coupant de la sécurité que me procurait mon poste de fonctionnaire. Nous nous embarquons vers l'inconnu sans bouée de sauvetage ni parachute. Nous n'avons pas d'alternative et il nous faut avancer avec, pour toutes ressources, une visibilité financière de cinq à six mois et le salaire d'Élisabeth, qui a conservé son emploi à la faculté d'odontologie de Brest et son statut de maître de conférences. Mais j'aspire à quitter cet environnement délétère et certaines personnes toxiques. J'aborde le grand saut pour vivre pleinement le sens de mon engagement scientifique et lui donner, enfin, une véritable utilité sociale et médicale. Élisabeth, première présidente du conseil d'administration, et moi, nous sommes pleins d'espoir et d'optimisme malgré les conditions difficiles. Pour la première fois, je me confronte au monde entrepreneurial, extrêmement rude, stressant, brutal, mais j'ai soif d'apprendre et d'atteindre mes objectifs. C'est un processus long, étiré sur un véritable champ de mines administratif. La moindre erreur peut mettre la structure en péril. Je suis fier de la création de cette entreprise que j'apprends à gérer au jour le jour et sur le terrain. La difficulté de l'apprentissage pèse peu au regard de mon bonheur d'être enfin délivré du carcan académique et de toutes les avanies endurées jusqu'à ce jour prometteur.

Cette expérience est également riche d'enseignements sur le plan humain. J'avais par exemple missionné une tierce personne pour négocier le contrat de licence de nos brevets avec le CNRS. Un ex-chercheur d'un célèbre laboratoire cosmétique international. Entré en année sabbatique, il souhaite créer une société et même devenir le P-DG d'Hemarina. Pourtant, très vite, je comprends que ses compétences en gestion et finances sont aussi limitées que les miennes. Il me lâchera un an plus tard en retournant dans sa multinationale au salaire bien plus confortable. Le pari s'est avéré trop risqué pour lui. C'est une véritable déception. Il aura été là au bon moment mais n'aura pas su tenir ses promesses. Encore une leçon pour moi : je dois faire plus attention à mon futur entourage professionnel. La confiance ne se donne pas *a priori* mais se mérite *a posteriori*.

Pour réunir le capital de la toute nouvelle SA (société anonyme), nous faisons appel à la famille d'Élisabeth. Ses parents, sa tante et nous-mêmes investissons toutes nos économies ainsi que deux prix remportés en 2007 (le prix Start West et le grand prix du Sénat). Nous rassemblons ainsi les 40 000 euros nécessaires à la création d'une société anonyme. Créer une entreprise implique de multiples étapes : déposer des statuts, ouvrir un compte, s'acquitter des démarches administratives, créer et déposer un logo (œuvre de mes enfants auxquels nous avons lancé un concours durant un week-end), développer un site Internet, etc. L'incubateur d'entreprises Emergys Bretagne me permet de rencontrer les bons interlocuteurs et, fort de leur expertise et de leur travail, je peux faire mes premiers pas. On ne fait pas de biologie dans un garage à la manière de Steve Jobs, le fondateur d'Apple. Tout coûte énormément d'argent. Il faut investir dans des machines, des chercheurs, et un laboratoire. Au départ, seules deux personnes sont rémunérées grâce aux prix remportés… Les collectivités locales, région, département, Morlaix et sa communauté de communes m'apportent une aide considérable dans l'installation d'Hemarina à Morlaix. Mon premier échange avec Yvon Hervé, président de Morlaix communauté et du Pays de Morlaix, est enthousiasmant.

– Vous voulez créer une société de biotechnologie et vous êtes issu de la station biologique de Roscoff ? Je n'y connais rien mais je comprends l'intérêt de votre découverte, et j'ai envie de vous faire confiance.

Ces collectivités ont l'audace de faire fi des injonctions du directeur de Roscoff, qui leur intime de ne pas accompagner mon développement. La chambre de commerce de Morlaix accueille notre première adresse avant qu'Hemarina rejoigne une pépinière d'entreprises.

En 2008, c'est un travail acharné qui commence pour construire des locaux et inventer la technique et les instruments pour procéder à l'extraction de l'hémoglobine des vers marins. Techniquement, nous partons de zéro, de la page blanche. L'objectif est d'élever ces vers et de procéder à cette extraction dans des conditions pharmaceutiques pour fabriquer des produits certifiés et homologués. Simple sur le papier, mais long à mettre en œuvre. Je suis loin d'imaginer que quatorze ans de travail acharné seront encore nécessaires pour qu'Hemarina – qui entre-temps se sera développée dans une ferme de 13 hectares sur l'île de Noirmoutier – obtienne, en 2022, l'autorisation de mise sur le marché pour son produit HEMO$_2$life®, utile à la préservation des greffons en attente de transplantation.

Avant d'atteindre ce but, je dois comprendre le modèle économique si particulier des entreprises biotechs[1]. La société ne génère aucun chiffre d'affaires pendant des années et doit donc procéder à des levées de fonds régulières. Chacune d'entre elles se fait à une valeur en adéquation avec le stade de développement de l'entreprise. À chaque opération, on émet de nouvelles actions, et comme la valeur de l'entreprise augmente en fonction des objectifs réalisés, chaque actionnaire se retrouve en quelque sorte avec une part plus petite d'un gâteau plus gros s'il n'investit pas à chaque augmentation de capital. Mon travail consiste, dans un premier temps, à créer de la valeur autour de la société en lieu et place de chiffres d'affaires, c'est-à-dire à agrandir la taille du gâteau. Cette valorisation doit se faire avec mesure, juste ce qu'il faut pour passer d'un cap à l'autre, sachant que la valorisation d'une biotech qui se développe correctement

1. Entreprises qui utilisent ou modifient des matériaux vivants pour créer des produits ou services.

devient exponentielle. Ce modèle demande beaucoup d'investissements, et une certaine prise de risque, avant de pouvoir en espérer un retour. Quinze ans plus tard, Hemarina aura la structure d'une petite PME avec sa propre propriété intellectuelle et ses propres process industriels. Elle aura réalisé des essais cliniques et obtenu une autorisation de commercialisation de son premier produit thérapeutique. Elle sera considérée comme une « licorne », une société valorisée autour du milliard d'euros, alors qu'elle commence tout juste à réaliser son premier euro de chiffre d'affaires. Il faut donc s'armer d'une patience infinie et de persévérance, notamment en raison de multiples contraintes réglementaires. Pendant des années, j'ai passé mon temps à chercher des crédits pour le CNRS. Je continue désormais pour Hemarina. Une autre finalité, mais la même détermination, la même envie d'argumenter et de convaincre. J'aime cela. Mais je ne peux me douter qu'une crise économique mondiale va soudainement rendre ma quête de financement beaucoup plus difficile que prévu.

16.
Business angels bretons

Les débuts d'Hemarina coïncident avec la crise financière des *subprimes* aux États-Unis en 2007, qui va entraver toute recherche de financement. En 2008, les investisseurs potentiels se replient et ne veulent plus financer d'opérations à risque, ce qui est le propre de notre start-up de biotechnologie. Les 450 000 euros gagnés au Concours de la création d'entreprises innovantes sont conditionnels. J'ai déjà reçu un tiers de la somme, qui m'a permis de lancer la société, mais pour débloquer le reste, je dois réunir un montant au moins équivalent prouvant qu'elle dispose d'un capital suffisant pour assurer ses opérations. Je ne connais quasiment personne dans le milieu de la finance, mais mes différents prix m'ont permis d'identifier certaines personnes-ressources. Je commence par aller voir quelques capital-risqueurs, ou *venture capitalists* (VC). Ces VC investissent dans des start-up, jeunes ou moins jeunes, en échange d'une participation au capital. Ce modèle leur permet de garder le contrôle sur les activités de l'entreprise. Ils misent des sommes importantes sur une dizaine de dossiers dans l'espoir d'un retour sur investissement conséquent à plus ou moins long terme. Deux ou trois projets rentables en moyenne doivent leur permettre de se rembourser les sommes extrêmement importantes (parfois des centaines de millions d'euros) investies. Il me semble que mon projet, innovant et ambitieux, peut les intéresser dès lors que l'intitulé « capital-risqueur » inclut le mot « risque », et je me décide à solliciter un célèbre fonds d'investissement situé à Paris sur les Champs-Élysées.

Ce premier rendez-vous me laissera un souvenir désagréable. Je pénètre dans un immeuble tout de marbre, boiseries et poignées dorées. D'emblée, je me sens mal à l'aise dans cet environnement si différent du mien, constitué de laboratoires aux peintures défraîchies, de paillasses, de cartons entassés sur les armoires, de poussière sur les étagères, de posters dans les couloirs, de bureaux croulant sous les publications scientifiques. Dans un bureau cossu, je suis reçu par un groupe d'hommes vêtus de costume-cravate alors que j'ai gardé ma tenue de « chercheur », jean, pull marin et blouson lambda. Je me sens très intimidé. En amont de ce rendez-vous, j'ai fait appel à des conseillers qui m'ont aidé à présenter mon business plan sur tableur Excel : coûts et dépenses estimés sur quelques années en face des bénéfices escomptés. Je me suis beaucoup entraîné pour rendre ma présentation accessible, surtout la partie scientifique. Je suis prêt. Mais à peine ai-je commencé qu'un des hommes m'interrompt.

– Monsieur Zal, quelle est la valorisation de votre boîte et pouvez-vous expliquer le marché potentiel ?

J'explique que le marché potentiel, celui du sang, est immense… mais je bute sur la valorisation. À dire vrai, j'ignore tout de ce concept. Mes conseillers ne m'en ont pas parlé à ce stade. Je bégaie que des transparents sauront leur expliquer sur quelle découverte repose ma société.

– Non, nous ne commencerons pas si vous ne nous donnez pas une idée de la valorisation estimée d'Hemarina.

– Vous ne voulez pas voir ce que je suis venu vous montrer ?

– Non. Monsieur, revenez nous voir quand vous connaîtrez la valeur de votre société.

Je repars, atterré, sans avoir pu faire ma présentation, la tête pleine de noms d'oiseaux à l'égard de ces gens tellement arrogants. Vais-je devoir travailler avec ce type de personnages ? La nostalgie m'envahit soudain. J'étais si bien au milieu du Pacifique sur les bateaux océanographiques… Car tous mes interlocuteurs des VC vont me tenir le même discours. Je comprends vite que seuls comptent l'argent et la rentabilité assurée de leurs investissements. Étonnant, pour des *venture capitalists* ! Une autre fois, l'un d'eux me demande pourquoi j'ai reporté tel chiffre dans mon business plan et me suggère de le changer en direct. Je m'exécute. Son sourire et sa réaction m'ont marqué.

– Votre business plan est bien meilleur maintenant !

Ce sont des théoriciens de la finance, un simple chiffre modifié sur un tableur Excel suffit à les rendre heureux !

Malgré mes efforts, aucune porte ne s'ouvre et je ne parviens pas à décrocher le moindre euro pour constituer mon capital. Quelques mois à peine après mon départ du CNRS, la situation financière d'Hemarina est déjà critique. La situation se dégrade au point que je songe à déposer le bilan au tribunal de commerce de Morlaix. Je confie même ma grande déception à son président en lui exposant mes difficultés. Impossible de lever mes premiers financements en raison de cette crise financière qui met le monde à l'arrêt ! Il ne me reste que quelques semaines pour tenir. Mes pires cauchemars vont se réaliser, l'aventure à peine commencée va toucher à sa fin. Je vais donner raison à tous ceux qui ont douté de moi, à tous mes détracteurs qui affirmaient du haut de leur condescendance que cette idée, sauver des vies avec l'hémoglobine d'un ver marin, était absurde et intrinsèquement vouée à l'échec.

C'est alors que survient le déclic, lors d'une expérience qui va modifier en profondeur ma façon d'exposer les activités d'Hemarina aux investisseurs. En 2008, l'ESSEC m'invite à présenter mes travaux sur l'hémoglobine d'arénicole aux diplômés et aux *alumni* (anciens élèves) de cette prestigieuse école de commerce qui a été partenaire du prix du Sénat remporté l'année précédente. À l'issue de cette séance, l'un des auditeurs m'interpelle pour me donner son avis :

– Avec votre projet fantastique de substitut sanguin, vous voulez essayer de gravir l'Everest sans faire de paliers ! C'est une opération trop risquée et trop longue qui ne rassure pas les investisseurs. Il faut que vous vous demandiez ce que vous pouvez faire d'autre avec votre produit. Ne proposez pas aux investisseurs d'aller en haut de l'Everest en une seule fois ! Vous n'allez jamais y arriver si vous ne parlez que de substitut sanguin.

Mon interlocuteur m'explique qu'il est partenaire d'un fonds d'investissement et a travaillé sur les technologies d'alternative à la transfusion sanguine. Il prend pour exemple des sociétés américaines et japonaises qui y ont toutes échoué après avoir pourtant levé plusieurs centaines de millions de dollars.

– Alors pourquoi vous et votre arénicole feriez-vous mieux qu'eux ? Adaptez votre business plan pour que ce soit moins risqué !

– Mais ma découverte *est* un substitut sanguin.

– Non, vous vous trompez. Ce n'est qu'une application de votre découverte. Vous avez un produit dans un tube : un liquide rouge qui transporte de l'oxygène, et avec ce produit, vous devez et vous pouvez développer plusieurs applications différentes. C'est cela qu'il faut présenter.

Comme il a raison ! En limitant l'hémoglobine d'arénicole à un substitut sanguin, je réduis tout son potentiel. Je me bloque sur l'analogie entre sang de l'arénicole et sang humain sans voir qu'un transporteur d'oxygène peut avoir d'autres fonctions que le remplacement des globules rouges. Il y a sûrement d'autres applications à mettre en avant, plus faciles à développer d'un point de vue réglementaire. Mon interlocuteur me suggère de prendre le temps de les trouver, moins risquées et surtout moins longues à mettre en œuvre pour ne pas décourager les investisseurs.

– À vous de jouer ! me lance-t-il.

Ce conseil va littéralement changer l'aventure d'Hemarina. Pour moi, c'est une révélation et un point de bascule. Je ne le remercierai jamais assez pour sa remarque à la fois simple et pertinente. L'oxygène est effectivement partout dans le vivant. Toute la biologie est basée sur l'oxygène : une cellule, un tissu, un organe, un organisme, tous en ont besoin pour respirer. Mon produit peut donc servir pour tout le vivant. En sériant le vivant en catégories, je cherche celles qui ont besoin d'oxygène ou en sont déficitaires. Ce travail diversifie énormément la portée des futures opérations d'Hemarina. Je reprends mon business plan décliné, cette fois, autour de l'oxygénation de cellules, de tissus, d'organes et d'organismes dans leur ensemble. Puis je classe l'utilisation de notre molécule par ordre de risque, du moins complexe au plus difficile : les réactifs de laboratoire pour la culture cellulaire, les dispositifs de solutions de préservation de greffons ou de pansements, ou encore les médicaments pour traiter les AVC ischémiques ou l'infarctus du myocarde. De même, je m'intéresse à la réglementation, car chaque produit devra être développé dans un cadre officiel bien précis. La réglementation est une étape essentielle qui montre le chemin à parcourir entre l'idée et une possible commercialisation. En fonction de la difficulté à atteindre le marché, les coûts de développement peuvent être quasiment exponentiels. Ces réflexions demandent énormément de travail et d'échanges avec différents experts et me confortent dans l'idée que plus je vais diversifier les développements d'Hemarina, plus mon projet attirera les investisseurs. Je prends également le temps de calculer une valorisation pour Hemarina, avec de multiples études de marché, en m'appuyant sur un commissaire aux apports et sur mon flair, car l'intuition est aussi importante pour évaluer ses chances et séduire des investisseurs. On me conseille de chercher d'autres types d'investisseurs que les VC qui, par crainte d'éparpillement de leurs fonds, ciblent les start-up mono-produit et mono-application. Tous ces ajustements ne changent cependant pas la donne du contexte économique si catastrophique que les journaux décrivent alors la crise comme la pire depuis les années 1930.

C'est alors que j'entends parler, à la chambre de commerce et d'industrie de Morlaix, d'un tout nouveau réseau d'investisseurs bretons, indépendants et altruistes, baptisé avec humour les « Finistère Angels », inspiré par la loi TEPA (Travail, emploi et pouvoir d'achat) de 2007 voulue par le président Nicolas Sarkozy, fraîchement élu. Son objectif est de relancer l'économie et de freiner le départ des capitaux et des grandes fortunes vers l'étranger en échange d'un régime fiscal moins dissuasif. Ce système a permis de créer et de sauver bon nombre d'entreprises ayant besoin de fonds. Les Finistère Angels sont le premier réseau de *business angels* créé en France par Patrick Franchet, ancien expert-comptable et spécialiste du financement, appelé à devenir un personnage pivot de mon histoire. Je suis invité à présenter le projet au vice-président de l'association et à ses adhérents. Le jour venu, je suis extrêmement nerveux. C'est ma dernière chance, car sans leur soutien, Hemarina touchera sûrement à sa fin. Cette fois, j'ai tout préparé dans le moindre détail : le nouveau business plan, un cadre financier détaillé avec une estimation de la capacité future à dégager des bénéfices, une accroche et un pitch préparés avec un expert pour vulgariser la science, sans oublier la question de la valorisation. On m'écoute attentivement avant d'entrer dans le détail du projet, de ses applications médicales et de leur impact potentiel sur la société. Enfin un auditoire de financiers qui s'intéresse à autre chose que l'argent ! Pour finir, Patrick Franchet me demande de résumer ma motivation en quelques mots.

– C'est simple, je me suis lancé dans cette aventure car je veux sauver des vies !

– D'accord… On va vous aider.

– Vraiment ?

– Oui. Nous aussi, on a envie de sauver des vies, donc considérez que nous sommes avec vous. On va vous accompagner. Nous les Bretons, la mer et l'arénicole, on aime. Vous nous dites que les *buzuks* de nos plages qu'on connaît depuis qu'on est petits peuvent sauver des vies ! ? C'est incroyable ! Forcément, ça nous parle !

Les Finistère Angels n'ont alors encore investi dans aucune entreprise. Je reste incrédule devant la rapidité de leur adhésion. Pourtant la réalité est là… Patrick Franchet devient le pilote de mon dossier et m'accompagne dans le développement de l'entreprise. Financièrement, bien sûr, puisque c'est la finalité des *business angels*, mais bien au-delà, puisqu'il va devenir mon compagnon de route, mon ami. Il m'apprend tout : la finance, la lecture d'un bilan et d'un compte de résultat. Il m'encourage toujours de cette phrase :

– Tu as un bac + 11 ! Ne doute pas de tes capacités ! Cela ne te sera pas très difficile d'apprendre à gérer une société.

Je lui dis souvent en riant :

– Merci, saint Patrick !

Lui et moi avons en commun des origines sociales modestes et d'avoir dû financer nos études. Cet entrepreneur, commissaire aux comptes et expert-comptable, ne craint pas le risque et en a toujours pris, lui qui a remis sa vie en question à 50 ans en vendant l'entreprise florissante qu'il avait créée. Il a tout liquidé pour s'engager vers d'autres objectifs malgré la difficulté d'une rupture professionnelle aussi radicale. Il se reconnaît pleinement dans ma propre prise de risque avec ma démission du CNRS. Mon projet correspond à son propre désir de trouver un dessein plein de sens, à la dimension universelle. Hemarina arrive au bon moment. Il décline mon offre de devenir directeur général, afin de garder sa liberté, et n'essaiera jamais par la suite de prendre un quelconque ascendant sur moi ou la société. Encore moins d'en tirer profit à titre personnel comme beaucoup d'autres qui vont fondre sur nous tels des rapaces sur une proie ou des mercenaires passant de start-up en start-up pour en piller le capital sous forme d'actions. J'en rencontrerai des dizaines et j'apprendrai à les reconnaître. Leur caractéristique : vendre du vent ou un carnet d'adresses qui se révèle vide dans un seul but, dépouiller leur cible. Les Finistère Angels viennent de tous horizons : fabricants de confitures, ex-employés de la mécanique, l'électricité, l'automobile, l'ingénierie… Leur réseau offre aux entrepreneurs bien plus qu'un apport financier. Ils ont tous vendu leur entreprise et veulent investir leur capital dans des programmes qui les passionnent. Personne n'est là pour la gloire. Leurs statuts organisent une présidence tournante tous les deux ans afin de favoriser les trois régions économiques du Finistère : Morlaix, Quimper et Brest. Leur objectif est de favoriser le développement économique de la Bretagne et l'emploi local et, au contraire des *venture capitalists*, ils ne prendront jamais la majorité des parts dans une société.

Leur leitmotiv : une entreprise appartient à ses fondateurs et à ses dirigeants, point !

Bien sûr, leur investissement est conditionnel : je dois travailler à temps plein au projet Hemarina en tant que CEO (*chief executive officer*). Ces conditions me poussent à pénétrer dans le monde inconnu de la gestion. Aucun d'eux n'étant scientifique, les Angels veulent une caution scientifique à mes côtés pour confirmer et valider ce que j'avance. Des membres de l'INSERM qui m'ont remis le prix du Sénat et connaissent mon travail investissent 350 000 euros à travers Inserm Transfert Initiative, un fonds d'amorçage qui aide les start-up du domaine de la santé. Les Finistère Angels misent eux 500 000 euros. En janvier 2009, j'ai réuni presque 1,3 million d'euros en comptant la somme du Concours de la création d'entreprises innovantes qui est enfin débloquée. Hemarina est sauvée ! Cependant, une telle somme n'est pas déposée tout de suite sur un compte bancaire. Je découvre les « jalons d'accomplissement ou *milestones* », des étapes à franchir pour débloquer l'argent au fil des conditions remplies. Lors de ma première année, je dois lever 3 millions d'euros supplémentaires. Mais une fois le premier euro versé, les choses deviennent plus « faciles ». De telles sommes d'argent injectées dans une structure impliquent de nouvelles règles. Celles des conseils d'administration, des assemblées générales, du pacte d'actionnaires, sorte de règlement interne prévoyant les entrées et sorties au capital et les cessions d'actions – des situations souvent délicates et parfois conflictuelles. Une sorte de contrat de mariage incluant les modalités de divorce pour éviter de trop grands déchirements. Ce pacte aide les Finistère Angels à garantir leurs intérêts, celui d'Inserm Transfert Initiative et les miens. Dans le domaine de la tech et notamment de la biotechnologie, il faut comprendre tous ces enjeux sous peine de perdre très vite le contrôle de sa propre société. À vrai dire, ces choses-là ne me passionnent pas. À la création d'Hemarina, des actions sont émises pour former le capital social de l'entreprise, mais pour moi, c'est totalement abstrait, de simples bouts de papier. Je les distribue sans trop réfléchir, comme des parts de gâteau à des individus qui prétendent vouloir nous aider. Beaucoup en profitent. Par la suite, je devrai en racheter beaucoup en négociant avec des avocats. Patrick Franchet comprend ma naïveté, me dessille les yeux sans me juger et reste à mes côtés pour m'aider à garder le contrôle d'Hemarina. J'ai par exemple un droit de préemption sur toutes les actions disponibles et droit à d'autres actions gratuites appelées « stock-options » ou « bons de souscription de parts de créateur d'entreprise » (BSPCE). Une sorte de revenu sous forme d'actions en tant qu'inventeur et fondateur. Quinze ans plus tard, même quand leur prix s'élèvera à plusieurs centaines d'euros par action, je serai toujours propriétaire de mon entreprise grâce à ce pacte. Hemarina sera l'une des rares entreprises françaises à avoir levé près de 40 millions d'euros tout en voyant son fondateur en garder le contrôle et en délivrant un produit de santé sur le marché avec si peu d'investissement. D'autres établissements de biotechnologie lèvent des centaines de millions d'euros pour développer une molécule dans un domaine d'application donné. Pourtant, je ne suis pas, au départ, un bon manager. Tout ce qui sort de ma sphère de compétences m'intéresse peu. Combien de fois ai-je entendu qu'un chercheur ne peut pas devenir entrepreneur et que pour gérer une entreprise il faut être titulaire d'un MBA (*master of business administration*) ? Qu'à cela ne tienne ! Après m'être formé aux rouages essentiels auprès de Patrick, je décide, en 2014, de valider mes compétences en réalisant un MBA en étudiant, le week-end, à la Rennes School of Business. Durant la semaine, je suis à Morlaix et gère le développement d'Hemarina. Et durant les week-ends, j'étudie tout en gérant Hemarina, car un entrepreneur n'arrête jamais vraiment. C'est une période de ma vie extrêmement fatigante, mais aussi gratifiante. Une fois mon MBA en poche, je rassure les investisseurs et leur prouve que je ne suis pas que scientifique. Du fait de mes origines familiales, je n'ai jamais mesuré la valeur de quiconque à son diplôme, mais j'ai eu envie d'apprendre et d'avancer comme j'ai vu mon père construire entièrement de ses mains une maison en pur autodidacte. Un cercle vertueux est enclenché : une banque bretonne entre au capital. D'autres réseaux de *business angels* nous rejoignent : les Armor Angels, voisins, puis Angels Santé, le réseau des *business angels* des grandes écoles, nommé XMP. Hemarina est décrite comme l'une des sociétés françaises de biotechnologie qui aura levé le plus d'argent avec des *business angels* et je suis extrêmement reconnaissant à tous ces partenaires.

Normalement, les *business angels* accompagnent les entrepreneurs pendant la phase d'amorçage, soit entre cinq et sept ans. Quinze ans plus tard, Patrick Franchet sera toujours à mes côtés et les Finistère Angels continueront à accompagner Hemarina financièrement. Leur constance alors que la société n'encaisse pas le moindre euro de bénéfice ni même de chiffre d'affaires prouve leur foi en cette aventure et leur confiance en un futur retour sur investissement important. Je crois avoir construit avec beaucoup de mes actionnaires une relation d'amitié, basée sur la confiance réciproque. Nous sommes toujours heureux de nous revoir. Patrick me considère comme un Breton alors que je ne suis arrivé dans la région qu'à l'âge de 30 ans. La greffe a bien pris puisqu'en 2018, je serai élu « Breton de l'année ».

Quel honneur ! La Bretagne m'a fait grandir et m'a tout donné pour réussir. Je me sens extrêmement redevable. Patrick dit qu'être Breton est un état d'esprit. Il a raison. Les Bretons sont des gens communautaires, mais ils sont aussi ouverts au monde et leur imaginaire collectif est lié à la mer. Ils ont essaimé dans le monde en authentiques aventuriers qui n'ont peur de rien si la cause est juste. Ce sont des gens de conviction qui s'entraident – beaucoup de grands mouvements coopératifs sont nés en Bretagne – et veulent la réussite de leur territoire. De plus, ils tiennent en horreur l'injustice jacobine. La Bretagne a plusieurs pôles d'excellence médicale, comme le CHU de Rennes, qui est l'un des premiers centres en France en chirurgie du cœur et du foie, mais également celui de Brest, qui a été très présent dans les tests et la validation de nos produits. Il est arrivé, plusieurs fois, que des investisseurs étrangers cherchent à m'attirer chez eux, mais j'ai toujours refusé. Nous allons conquérir le monde à partir de Morlaix. Quelle fierté ! Mais avant, il nous faut pénétrer le monde du sang…

17.
Entrée dans le monde du sang

Une fois armé pour affronter le monde fermé des start-up médicales, je vais radicalement changer de galaxie pour plonger dans le monde hospitalier et financier, par la porte de l'hématologie, ou plus simplement « le monde du sang »... Bien que le sang soit le fluide de la vie et qu'il ait dans les esprits une connotation biblique – notamment lors de l'eucharistie –, il fait en réalité partie d'un secteur tentaculaire, concurrentiel et mercantile. Ce marché mondial pèse 24 milliards de dollars par an. Mais comme il manque 100 millions de litres de sang pour satisfaire les besoins annuels de la population mondiale, on peut estimer le marché potentiel à plus de 72 milliards de dollars. Le grand public connaît grossièrement la composition d'une poche de sang recueillie auprès d'un donneur : globules rouges, globules blancs, plaquettes, plasma et protéines diverses. Pour le monde du sang, c'est une matière brute, sécable, que l'on sépare par centrifugation pour obtenir, d'un côté, les culots de globules rouges, dits « poches rouges », où est indiqué le groupe O, A, B, AB, Rhésus positif ou négatif. De l'autre, le plasma que l'on fractionne pour extraire ses diverses protéines (immunoglobulines, albumine, facteurs de coagulation), destinées chacune à une utilisation thérapeutique différente. Ces produits dits « labiles » pour les globules rouges ne sont généralement ni des médicaments ni des dispositifs médicaux, mais ils obéissent à une réglementation particulière. Seule exception :

les protéines coagulantes (facteurs VIII et IX), nécessaires aux hémophiles, sont classées réglementairement comme des médicaments.

En France, la filière du sang (prélèvement, transformation, diffusion, sécurité) a été réorganisée en 1993, à la suite de l'affaire du sang contaminé. Le sang est collecté sur tout le territoire par l'Établissement français du sang (EFS), pour un chiffre d'affaires de près de 1 milliard d'euros en 2021. Les culots « rouges » partent vers les hôpitaux et le plasma, vers les centres de fractionnement. Le prix du sang est décidé par décret gouvernemental. Un culot globulaire de 450 millilitres est vendu environ 200 euros et un litre de plasma 77 euros lorsqu'il est issu du don de sang total[1]. Les produits fragmentés sont, eux, élaborés par le Laboratoire français du fractionnement et des biotechnologies (LFB), qui génère un chiffre d'affaires de plus de 458 millions d'euros en 2021. À ce propos, je me suis souvent interrogé : sachant qu'il génère *in fine* des revenus et des bénéfices, le don du sang doit-il être payé ? Aux États-Unis, généralement, les donneurs de sang sont rémunérés. La France refuse, par crainte d'une marchandisation du sang et de dérives possibles. Refus confirmé après l'affaire du sang contaminé, ce scandale sanitaire, politique et financier qui a secoué les pays riches au début des années 1980 quand des patients transfusés et hémophiles ont été contaminés en nombre par le virus d'immunodéficience humaine (VIH) et par le virus de l'hépatite C (VHC), faute de tests de détection disponibles.

Depuis cette période dramatique, le sang des donneurs est testé et la probabilité d'une contamination est extrêmement

---

1. Arrêté du 16 décembre 2021 modifiant l'arrêté du 9 mars 2010 relatif au tarif de cession des produits sanguins labiles.

faible, même si le risque zéro n'existe pas. Cinq types de pathogènes sont recherchés : le VIH, le VHC, mais aussi la bactérie *Treponema pallidum* provoquant la syphilis, le *Plasmodium falciparum*, responsable du paludisme, et le *Trypanosoma cruzi*, à l'origine de la maladie de Chagas. Mais tous les germes ne sont pas recherchés. Par exemple : la protéine particulière appelée « prion », responsable de nombreuses maladies neurodégénératives comme la maladie de Creutzfeldt-Jakob et ses dérivés potentiels comme la maladie d'Alzheimer ou de Parkinson ; ni les virus du Nil, Zika et chikungunya, dont la recrudescence est à craindre dans les prochaines années. Ni encore les coronavirus comme le fameux SARS-CoV (Covid-19) qui, depuis 2020, a fait tant de ravages. Le système est certes de plus en plus sûr, mais la transfusion sanguine n'est pas quelque chose d'anodin ni de totalement sécurisé. Des améliorations pourraient toujours être envisagées. Voici quelques années, j'ai par exemple rencontré le responsable d'une société pharmaceutique fabriquant des filtres anti-prions qui auraient pu être utilisés dans la sécurisation des produits sanguins. Pourtant, à ma connaissance, ils ne sont toujours pas utilisés en raison de leur coût. L'explication qui m'a été donnée résonne encore à mes oreilles :

– Ça ne servirait à rien, car nous sommes tous potentiellement contaminés ; le seul marché serait celui des nouveau-nés qui n'ont pas encore mangé de viande bovine !

Pourtant, je m'interroge à propos des maladies d'Alzheimer et des maladies neurodégénératives. Leur temps d'incubation peut dépasser les vingt ans après le moment d'ingestion de viande contaminée ou de contamination par des outils chirurgicaux souillés lors d'opérations chirurgicales. Cet exemple prouve que le critère de sûreté des produits sanguins, invoqué pour justifier la gratuité des dons, n'est pas suffisant. Dans de nombreux pays, notamment aux États-Unis, les dons sont rémunérés et les problèmes ne sont pas plus grands qu'en France.

En France, le sang est donc un monopole d'État, géré par l'EFS et le LFB. À l'étranger, trois sociétés multinationales gèrent le business du sang sur leurs territoires et à l'international : Baxter, société américaine; CSL, son homologue australienne; et en Espagne, Grifols, basée à Barcelone. En abordant ce monde pour la première fois, il va me falloir du temps pour en comprendre les rouages et les implications pour ma découverte. J'ai baptisé mon innovation à base de M101 HEMOXYCarrier®[1] puisque l'hémoglobine de l'arénicole est un transporteur d'oxygène de haute efficacité. Ce n'est pas un substitut sanguin à proprement parler, mais ses propriétés sont tellement révolutionnaires que j'imagine qu'il intéressera fortement les acteurs du marché du sang. L'oxygène physiologique est essentiel au métabolisme des cellules qui composent le corps humain. C'est un peu le carburant que l'on met dans un véhicule. Sans carburant, c'est la panne sèche; sans oxygène, c'est la mort assurée. Tout organisme vivant[2] manquant d'oxygène meurt d'hypoxie. C'est l'hémoglobine qui transporte ce gaz indispensable à la vie. Or, un culot globulaire, autrement appelé «poche de sang», a une durée de vie de quarante-deux jours seulement avant d'être déclaré impropre à la transfusion sanguine, en raison du processus d'hémolyse qui libère les hémoglobines des globules rouges à cause d'une déstabilisation

1. De *carry*, «porter», en anglais.
2. Il existe également d'autres types de pigments respiratoires chez certains invertébrés comme chez les arthropodes, par exemple des hémocyanines.

de leurs membranes. Durant ces quarante-deux jours, la poche doit être stockée dans un espace et à une température réglementée comprise entre +2 °C et +6 °C. Ces impératifs posent un problème logistique majeur. En France en 2023, 10 000 dons de sang par jour sont nécessaires pour répondre à la demande de produits sanguins liés aux besoins croissants des hôpitaux en raison de l'allongement de l'espérance de vie et des avancées médicales. Mais les banques de sang ne parviennent pas à satisfaire les besoins et cette pénurie entraîne de nombreux décès. La situation est la même partout dans le monde, bien qu'il soit collecté 112 millions d'unités de sang (une unité correspond à 450 millilitres) chaque année. Ce volume reste insuffisant pour couvrir les besoins mondiaux, qui s'élèvent à 300 millions d'unités par an.

HEMOXYCarrier® offre une alternative à ce problème grâce à ses caractéristiques : d'abord le produit peut être lyophilisé, c'est-à-dire réduit en poudre, et, sous cette forme, l'hémoglobine peut se conserver à température ambiante pendant cinq ans. Énorme progrès qui règle les questions de stockage, de durée et de conditions de conservation. Autre avantage : l'hémoglobine de l'arénicole n'étant pas encapsulée dans un globule rouge, elle est extracellulaire et dépourvue de typage sanguin. C'est donc une molécule universelle compatible avec tous les groupes sanguins. De plus, cette technologie ne provoque pas d'effets secondaires, contrairement à d'autres produits de nature similaire qualifiés de première et de seconde génération d'HBOC (*HemogloBin Oxygen Carrier*). Développés aux États-Unis et au Canada, ces produits ont été tirés d'hémoglobine intracellulaire de bovins (sang provenant d'abattoirs) ou d'humains (sang périmé provenant de banques de sang). Modifiés chimiquement pour fonctionner de manière extracellulaire, ils peuvent avoir des effets secondaires majeurs comme des effets hypertenseurs induisant des problèmes de vasoconstriction et amplifiant les problèmes d'hypoxie et de pression sanguine. Le sang qui circule dans les vaisseaux de l'arénicole depuis près de 450 millions d'années n'a pas d'effet sur la vasoconstriction des vaisseaux. Cette molécule n'a pas non plus besoin de cofacteur pour fixer et libérer de l'oxygène.

D'emblée, HEMOXYCarrier® pourrait trouver son application au cours des soins d'urgence. En effet, les SAMU et les pompiers ne peuvent disposer de poches de sang à transfuser au moment où ils atteignent un lieu d'accident ou de catastrophe, car il est difficile de respecter la chaîne du froid et de posséder suffisamment de produits sanguins pour toutes les victimes. La transfusion reste donc un acte hospitalier. Dans ces conditions, on imagine le bouleversement si un flacon d'hémoglobine lyophilisée était à disposition, prêt à l'emploi, dans tous les services d'urgence en France ou ailleurs ! Pour obtenir l'équivalent d'un culot sanguin de type O Rhésus négatif, c'est-à-dire universel, il suffit de mélanger la poudre d'hémoglobine dans un flacon avec de l'eau PPI (pour préparation injectable) stérile et ultra-pure et remettre ainsi en solution M101. Un flacon d'HEMOXYCarrier® de 20 millilitres contient 1 gramme d'hémoglobine d'arénicole, soit l'équivalent d'un culot globulaire mais qui tient au creux de la main. Son contenu peut être ensuite injecté dans une poche de perfusion placée en intraveineuse comme nous l'avons montré lors de tests précliniques. Ce flacon renferme tous les sels contenus dans le plasma et, une fois injecté, permettrait de délivrer de l'oxygène, évitant l'hypoxie des patients. Si tous les personnels médicaux en postes avancés en disposaient au plus proche des victimes, ce serait une révolution médicale fantastique aux débouchés immenses.

Les leaders du marché du sang sont extrêmement puissants économiquement mais aussi politiquement, ce qui les rend quasiment intouchables. Une idée révolutionnaire peut casser le modèle d'une industrie et les intérêts existants. Devant une telle perspective, les acteurs en place tendent parfois à se soucier plus d'eux-mêmes que des patients. Notre innovation étant destinée à sauver des vies, je m'attends à recevoir le soutien de ce secteur médical. Lorsque je me lance dans le développement d'HEMOXYCarrier®, je suis certain que ce produit révolutionnera la médecine à plus ou moins long terme. Ce délai va dépendre de l'énergie que mettront les acteurs du secteur à nous aider ou à nous bloquer. Vont-ils être réfractaires à l'irruption de notre produit ? Dans quelle mesure le M101 d'arénicole, en remplaçant les culots globulaires – les poches rouges –, va-t-il perturber leurs marchés ? L'Établissement français du sang et le Laboratoire français de biotechnologie peuvent considérer Hemarina comme un partenaire ou comme un concurrent potentiel. Au début, mon espoir est que tout le monde joue la complémentarité. Il est bien connu qu'en France les périodes de pénurie de sang surviennent l'été avec les départs en vacances, et l'hiver quand les gens sont malades et restent chez eux pour se soigner. Je me dis que M101 pourrait très bien pallier le manque de culots globulaires pendant ces laps de temps cruciaux. Mais, je vais en faire l'amère expérience, tout le monde n'est visiblement pas de mon avis.

Petit à petit, par une série de rencontres et de déboires, je prends conscience que mon entrée dans le monde du sang en gêne plus d'un et que mon parcours va être semé d'embûches. Dès la création d'Hemarina, en mars 2007, je suis convoqué par le président de l'Institut national de transfusion sanguine (INTS). Cet organisme, alors en charge de la recherche et de la formation sur le sang[1], possède une expertise dans le domaine des groupes sanguins et des agents infectieux transmissibles par les transfusions. Son rôle est aussi majeur que celui de l'Agence nationale de sécurité du médicament et des produits de santé (ANSM), l'Agence nationale de santé publique ou la Haute Autorité de santé (HAS). Son directeur me donne rendez-vous à Paris, rue Cabanel, haut lieu historique de la transfusion française, pour, m'affirme-t-il, m'auditionner. Il me laisse me présenter et expliquer ma vision puis, dans un langage tout à fait diplomatique, me dit à propos de M101 :

– Ce sont des décisions politiques. Votre projet ne se fera jamais !

Je reste médusé. J'ai pourtant veillé à ne jamais parler de « transfusion sanguine » ou de « substitut sanguin ». J'ai évoqué prudemment un « transporteur d'oxygène thérapeutique » utile dans des pathologies de type accident vasculaire cérébral, infarctus du myocarde ou encore dans le traitement des crises vaso-occlusives chez les patients souffrant de drépanocytose. Lors de cet entretien lapidaire, je réalise qu'évoquer, même de loin, le domaine des substituts sanguins revient à toucher à un monopole d'État et devient donc très politique. L'affaire du sang contaminé a visiblement laissé des traces indélébiles et profondes dans les services de l'État. Je connais bien mon principal handicap, une confusion de départ dont j'ai du mal à me débarrasser. Quand le monde scientifique évoque M101 ou tout autre type de produit susceptible de remplacer les culots globulaires, il emploie l'expression « *blood substitute* », ou « HBOC », ou « substitut sanguin ». Moi aussi, je l'ai utilisé et j'ai commis cette erreur comme tous mes homologues scientifiques. Et

1. L'INTS a été dissous en 2021.

cela a été très mal compris par les organismes d'État. C'est effectivement un abus de langage, car si le M101 effectue bien le transport d'oxygène, qui est la fonction du globule rouge, il n'assure pas les autres fonctions du sang : défense immunitaire, coagulation, transport d'ions et d'hormones, force oncotique, osmolarité, etc. On ne peut donc pas parler de « substitut sanguin », d'un point de vue sémantique. Je me corrige ; je ne veux pas être torpillé sous prétexte que je chercherais à concurrencer l'Établissement français du sang ! La définition exacte est bel et bien « transporteur d'oxygène thérapeutique ». En résumé, tout cela n'est qu'une histoire de mots. Mais des mots lourds de sens.

Malgré cette première entrevue ratée, je m'obstine et, en 2008, je sollicite un entretien avec le président de l'Établissement français du sang pour lui proposer une collaboration. Lui et le président du LFB sont nommés par le Conseil des ministres, et leurs deux organismes sont souvent en tension l'un par rapport à l'autre puisque l'un collecte le sang et l'autre fragmente ses dérivés. Au téléphone, j'aborde mon interlocuteur de manière sans doute encore un peu naïve :

– Voudriez-vous participer au conseil scientifique d'Hemarina ? Vous observeriez ainsi notre travail et nous aideriez dans notre développement. Nous pourrions être partenaires.

Sa réponse catégorique m'inflige une nouvelle déconvenue.

– C'est impossible. Je sais ce que vous faites, monsieur Zal. Je sais qui vous êtes, mais si je viens chez vous, les syndicats vont me le reprocher, mon administration aussi en disant que je crois à votre histoire, et la conséquence de cela, c'est qu'il y aura, de fait, moins de donneurs ! Impossible !

Je ne me décourage pas pour autant et je vais frapper cette fois à la porte du président du LFB, qui accepte de me recevoir. Je lui formule la même proposition :

– Pourrions-nous travailler ensemble ? Je peux vous apporter de l'aide dans les périodes de tensions.

– Si j'avais à choisir entre vous et l'Établissement français du sang, je choisirais l'EFS.

Et il ajoute cette menace :

– Et vous, on va vous tuer !

L'avertissement est on ne peut plus explicite. Nous allons être confrontés à tous les obstacles possibles à l'enregistrement de mon produit… C'est ainsi que l'on écrase des sociétés innovantes. Je sors du bureau, sonné, soudain conscient de l'écrasante montagne à gravir ! Comment peser face à ces mastodontes d'État ? Le sang constitue le fluide de la vie, tout comme le carburant est celui de la vie économique. Les deux sont indispensables, et l'État en détient, naturellement, le double monopole. Il m'apparaît impossible de pénétrer ce circuit parfaitement clos et politisé. Ces revers me rappellent un film de science-fiction anglais de 1951, *The Man in the White Suit* (*L'Homme au complet blanc*) avec l'excellent acteur Alec Guinness. Dans un petit laboratoire, un chercheur dénigré découvre le moyen de fabriquer un textile blanc, insalissable, imperméable aux taches et constamment immaculé. Il se dit : « J'ai trouvé une chose formidable qui va nous permettre d'arrêter de produire et dépenser toujours plus. Ça va être bien pour tout le monde ! » Mais tout à coup, des ennemis surgissent de partout pour tenter de l'éliminer. Car s'il parvient à ses fins, c'est la ruine des industries du textile et du nettoyage, des lessives et des blanchisseries ! Le voilà désigné ennemi public n° 1. Lors d'une scène phénoménale, on le voit poursuivi et traqué de nuit, trahi par son costume prototype, tissé de son textile génial d'un blanc éclatant. En mon for intérieur, je me compare à ce personnage qui effraie au point d'en devenir l'homme à abattre. Arthur Schopenhauer disait des innovations de rupture qu'elles passent par trois phases : d'abord ridiculisées, puis considérées comme dangereuses pour devenir, au bout de vingt ans, incontournables…

Dans la forteresse du sang, certains acceptent de m'écouter et m'invitent à présenter le résultat de mes recherches. Notamment des bénévoles engagés dans le don du sang et qui, eux, en comprennent l'intérêt. J'ai également plusieurs discussions intéressantes avec le représentant du conseil scientifique de l'Établissement français du sang, mais dès qu'il s'agit d'accéder aux dirigeants, les portes se ferment à nouveau. Je dois me rendre à l'évidence. Très vite tout espoir de potentielle collaboration s'envole. Comme la France ne se montre pas très coopérative, je décide d'approcher aussi Grifols, à Barcelone. Je ne cherche pas à rencontrer les Anglo-Saxons, Baxter ou CSL, car je ne souhaite pas quitter l'Europe. Je suis français, je me sens européen. Pour moi, il est important que mon innovation reste en France ou, au moins, en Europe. À chaque rencontre, je présente un petit flacon contenant 1 gramme d'hémoglobine d'arénicole déshydratée qui, une fois mélangé à de l'eau ultrapure, donne 20 millilitres de solution équivalant à une poche de sang de 450 millilitres. Mes interlocuteurs sont impressionnés. Avec cette molécule 40 fois plus oxygénante qu'une hémoglobine humaine, je sais que le produit, prêt à la perfusion, présente un intérêt ultra-pratique. Je pourrais presque revêtir un costume blanc.

18.
Une bouffée d'oxygène pour les greffes

Notre aventure, lancée à la fois dans un contexte économique digne des années 1930 et dans cet environnement hostile, nous oblige à envisager d'autres applications financièrement moins risquées. Partant du constat que toute la biologie – ou presque – est basée sur l'oxygène et des processus d'oxydo-réduction, je mets à profit mes connaissances en physiologie respiratoire que j'enrichis de nombreuses lectures. C'est ainsi qu'émerge l'application cruciale qui va changer le cours des choses : la greffe d'organes, en commençant par celle de rein qui représente plus de 70 % des organes greffés dans le monde.

Le rein est un filtre qui épure le sang des déchets métaboliques et produit quotidiennement environ 1,5 litre d'urine afin de préserver l'équilibre du corps. C'est un organe complexe et important qui associe des cellules ayant des fonctions différentes et les fait fonctionner de concert. Il régule la teneur du sang en calcium, phosphore, potassium, magnésium, urée, créatinine et rétablit l'équilibre acido-basique de l'organisme. Il fabrique aussi l'hormone érythropoïétine (EPO) indispensable à la création des globules rouges et donc indirectement à l'oxygénation cellulaire. Un rein qui fonctionne mal entraîne une chute du nombre de globules rouges et un risque d'anémie. En France, 6 millions de personnes souffrent notamment d'insuffisance rénale. Lorsque le cas est trop grave, seule la greffe de rein offre un espoir de reprise de vie normale. La dialyse, méthode artificielle d'épuration du sang, demeure, malgré les progrès, une véritable épreuve pour les patients. Les greffons rénaux peuvent être prélevés sur trois types de sujets. D'abord les donneurs à cœur battant, ou donneurs en mort cérébrale. Ensuite les donneurs à cœur arrêté, ou donneurs par arrêt cardiaque (également appelés « donneurs Maastricht 3 »). Ce deuxième type de prélèvement est essentiellement réalisé chez des patients qui ne sont pas en mort cérébrale, mais pour lesquels aucune solution vers la guérison n'est envisageable. Dans ce cas et conformément aux termes de la loi Claeys-Leonetti, un arrêt des moyens de réanimation est possible, sous couvert d'une sédation profonde et continue. Cette anesthésie garantit l'absence de stress, de douleur et d'inconfort. Après le décès, seuls les organes abdominaux sont à nouveau irrigués par un dispositif de circulation extracorporelle. Enfin, un rein greffé peut provenir d'un donneur vivant, volontaire et en bonne santé dans les conditions définies par la loi – car il est possible de vivre avec un seul rein. Au fil des années, la greffe est devenue victime de son succès. En 2022, plus de 27 000 personnes figuraient sur la liste d'attente d'un greffon pour seulement 5 494 greffes réalisées. Dans cette liste, 967 patients devaient décéder faute de greffons disponibles. Une autre problématique à ce propos concerne l'âge des donneurs, qui ne cesse d'augmenter. En 2022, l'âge moyen des donneurs était de 57 ans. Étant donné la pénurie d'organes, il arrive que l'on prélève des reins de moins bonne qualité sur un donneur plus âgé et souffrant de différentes pathologies (diabète, hypertension, etc.). On parle alors de « greffons à critères élargis ».

Quoi qu'il en soit, une fois le prélèvement effectué, il s'engage une course contre la montre. Concrètement, le chirurgien « clampe » le rein du donneur, c'est-à-dire qu'il l'isole de la circulation sanguine, puis le prélève et le dépose sur une table où il va être conditionné. Le rein est d'abord rincé, perfusé avec une solution de préservation d'organes qui va éliminer le sang des vaisseaux. Une fois plongé dans cette solution, le rein est placé dans un récipient stérile enrobé de glace à 4 °C. On qualifie ce temps « d'ischémie froide ». Il est ensuite transporté le plus rapidement possible vers le lieu de transplantation où attend le receveur. À l'arrivée, l'équipe de transplantation rénale récupère le greffon, le rince et le met en place chez le receveur. Lorsque les greffons proviennent de donneurs au cœur arrêté (type Maastricht 3) ou de donneurs à critères élargis, les reins doivent être placés, au préalable, dans une machine qui les perfuse pour permettre leur analyse puis la greffe. Cette étape obligatoire, en France, pour ce type de donneurs permet d'améliorer la qualité des greffons, mais c'est un processus lourd souvent réalisé à 3 ou 4 heures du matin et nécessitant des dispositifs coûteux dont ne disposent pas tous les pays. Les liquides de préservation de greffons sont des solutions salines proches du plasma physiologique, composées d'eau, de sels minéraux et de grosses molécules appelées colloïdes. La température de cette solution est abaissée à 4 °C pour réduire le métabolisme de l'organe afin qu'il consomme moins d'oxygène et survive plus longtemps en anoxie. Dans ces conditions, la conservation des organes est extrêmement courte : pour mémoire, quatre heures pour un cœur, six heures pour des poumons, huit heures pour un foie, douze heures pour un rein. Le temps, c'est *le* problème majeur de cette procédure chirurgicale. Plus les organes souffrent d'un manque d'oxygène au-delà de ces laps de temps, plus les dommages seront irréversibles. Le problème est donc lié à l'oxygénation des greffons mais également au passage de l'organe de 37 °C à 4 °C. Et c'est cela qui m'a donné l'idée de ma première application.

Nous savons que l'arénicole à marée basse est l'équivalent d'un greffon déconnecté du donneur avant la transplantation : elle n'a plus d'oxygène. Mes travaux au CNRS ont permis de montrer que l'arénicole respirait uniquement quand elle était sous l'eau, à marée haute. Elle s'arrête de respirer à marée basse et vit sur son stock d'oxygène, fixé sur ses molécules d'hémoglobine qui en captent 40 fois plus que nos hémoglobines. La marée basse et la marée haute sont finalement, pour l'arénicole, similaires à ce qu'on appelle en médecine « ischémie » (manque d'oxygène) et « reperfusion » (apport massif d'oxygène induisant des stress oxydants). Le ver a répondu depuis des millions d'années à cette problématique médicale non résolue. De plus, le ver marin ne régule pas sa température et pourtant il survit sur la plage, qu'il fasse 4 °C ou plus de 30 °C. À l'été 2022, des températures de plus de 40 °C se sont abattues sur les plages bretonnes, et les arénicoles sont toujours vivantes ! Leur hémoglobine fonctionne parfaitement sur une large amplitude de température, contrairement aux hémoglobines de vertébrés, qui ne sont fonctionnelles qu'autour de 37 °C. L'hémoglobine de l'arénicole est donc extraordinairement adaptée à la préservation d'organes, à la fois en hypothermie (4 °C) pour la conservation mais également en normothermie (37 °C) pour la transplantation. Mon idée est alors simple : pourquoi ne pas introduire des transporteurs d'oxygène de ver marin dans les solutés de préservation du greffon ? Nous inventons donc un produit dénommé HEMO$_2$life®, une solution contenant la molécule d'hémoglobine M101 de l'arénicole. Avantage d'HEMO$_2$life® : pouvoir fonctionner à de basses températures, contrairement aux transporteurs d'oxygène (HBOC), issus de vertébrés, développés par des sociétés américaines et canadiennes.

Cette idée d'innovation, d'additif aux solutions de préservation d'organes, marque un véritable tournant dans ma stratégie. Au lieu d'attaquer frontalement le monde du sang qui me dédaigne, du moins dans l'immédiat, je peux tenter d'approcher celui de la transplantation, qui relève finalement de la même problématique : oxygéner. HEMO$_2$life® répond bien au problème médical posé. La concurrence y est forcément moins rude puisque le marché se limite, en France, à quelque 27 000 transplantations en 2022 et environ 350 000 dans le monde. Ces chiffres recouvrent les besoins de nombre de patients mais sont insuffisants pour intéresser les *Big Pharma* ou autres sociétés qui, je l'espère, ne bloqueront pas nos futurs essais.

En octobre 2015, après des années de discussions avec l'ANSM, nous obtenons de la part de cette agence une autorisation d'essai clinique sur des greffons rénaux humains. C'est une première. Personne n'a encore jamais entendu parler de ce type d'essai et, dans la foulée, nous obtenons de la part du Comité de protection des personnes (CPP) une autorisation en novembre 2015. Nous sommes prêts à lancer notre premier essai clinique après quatre années d'attente et de tergiversations. Cette étude nommée OXYOP, pour *Oxygen carrier for organ preservation*, est un essai multicentrique ouvert sur six centres : les CHU de Brest, de Tours, de Limoges, de Poitiers, de Lyon et l'hôpital de la Pitié-Salpêtrière à Paris. Il doit permettre de tester HEMO$_2$life® sur 120 receveurs (60 avec HEMO$_2$life® et 60 avec une solution standard), à la condition que tout se passe bien avec les dix premiers patients. N'étant pas médecin moi-même, je découvre tout un processus bien contrôlé. En France, les règles de répartition des greffons sont définies par l'Agence de biomédecine (ABM). Lorsqu'un donneur est identifié, l'information remonte à l'ABM par la coordination de la transplantation, qui sera l'interlocutrice privilégiée de la famille du donneur. Elle s'assurera que celui-ci, ou celle-ci, ne figure pas sur la liste des personnes refusant de donner leurs organes. En effet, depuis la loi Caillavet du 22 décembre 1976, chacun d'entre nous est présumé donneur, sauf en cas de refus exprimé de son vivant et consigné dans une liste nationale d'environ 300 000 personnes. Depuis le 1er janvier 2017, au nom de la solidarité nationale, le principe du consentement présumé est renforcé. Toute personne décédée dont les organes ou les tissus sont jugés sains par le corps médical peut devenir un donneur. Les proches ne peuvent s'opposer au don sur simple discussion avec le corps médical. Toutefois, il y a la loi et il y a la réalité, avec le choc de telles situations dramatiques. En vérité, aucun médecin ne prélève un organe si la famille s'y oppose. Une fois le consentement établi, l'ABM, avec les coordinations, va gérer la suite du processus. En ce qui concerne le prélèvement rénal, un rein est conservé au niveau local pour profiter à l'un des patients suivis par le centre de prélèvement. Le second rein sera attribué sur la liste nationale dans l'un des 33 CHU réalisant des transplantations. Pour des raisons de sécurité, l'ANSM nous demande que seuls les reins qualifiés de « locaux » soient traités avec HEMO$_2$life® et que ceux qualifiés de « controlatéraux » soient inscrits sur la liste nationale.

120 reins doivent être prélevés sur 120 donneurs et greffés sur 120 receveurs. Ensuite, 60 seront greffés avec l'aide d'HEMO$_2$life® et 60 autres sans notre produit, c'est-à-dire avec les seules techniques usuelles de préservation. Deux paramètres seront particulièrement scrutés : la sécurité du produit et sa performance. Pour valider la sécurité, c'est-à-dire que le greffon est inoffensif pour le patient, tous les événements indésirables vont être relevés. Pour évaluer la performance du produit, on

va analyser le « DGF », ou *delayed graft function*, qui indique la vitesse de reprise de fonction du rein après transplantation. Plus le rein reprend vite sa fonction après la transplantation sur le receveur, plus il aura une durée de vie importante. Cette valeur de DGF est principalement liée à un phénomène bien connu en transplantation que l'on appelle « IR » (ischémie-reperfusion), lié à la période de préservation après prélèvement du rein chez un donneur. Un rein bien préservé aura une faible valeur de DGF. Si la valeur s'avère haute, il faudra comparer les paires de reins provenant du même donneur (avec et sans HEMO$_2$life®).

J'ai attendu des années ce moment crucial de validation de l'effet thérapeutique de l'hémoglobine de l'arénicole sur l'humain. L'angoisse monte. Même si tous les résultats obtenus lors des tests précliniques avec des greffes réalisées sur des cochons étaient concluants, passer à l'humain est un autre obstacle à franchir qui fait très peur. Mon taux d'adrénaline est sans doute à son maximum. Je ne dors plus, j'attends un appel de l'investigateur principal de l'étude OXYOP, le Pr Yannick Le Meur du CHU de Brest, qui doit m'avertir dès que le premier patient sera transplanté avec un rein préservé grâce à HEMO$_2$life®. Début avril 2016, je suis en vacances avec les miens en Sologne pour quelques jours de repos après des années de travail acharné. Mon portable sonne...

– Ça y est, Franck, nous avons greffé le premier patient avec HEMO$_2$life®, tout s'est bien passé.

Je bombarde le chirurgien de questions :

– Yannick, es-tu sûr que tout va bien pour le patient ? Combien de temps a duré l'opération ? Quel était l'âge du donneur ? Celui du receveur ? Le temps d'ischémie ?...

– Franck, tout va bien, l'essai est maintenant lancé. Le comité scientifique se positionnera lorsque nous aurons les résultats sur les dix premiers patients et c'est lui qui nous autorisera, ou non, à poursuivre l'essai.

Je passe le reste de mes vacances accroché au téléphone à m'inquiéter du premier patient, matin, midi et soir. Mais je suis rassuré : tout se déroule bien. Le 26 juillet 2016, le comité scientifique donne son accord pour mener l'essai à son terme. À la mi-octobre la moitié des patients recrutés est greffée avec HEMO2life®. Toujours aucun problème de sécurité. Le 20 février 2017, l'essai OXYOP inclut son dernier patient. L'étude aura duré onze mois. Il faut alors attendre trois mois supplémentaires pour avoir les premiers résultats sur le fameux DGF. Et au final, l'essai est un grand succès. Les résultats dépassent nos espérances : les greffons préservés avec HEMO2life® ont montré une reprise accélérée après la transplantation et les patients ont moins besoin d'un traitement empêchant le rejet de la greffe (notamment du bélatacept, médicament immunosuppresseur). Le rein conservé avec notre solution est donc mieux oxygéné durant la transplantation, et le patient connaît de meilleures suites opératoires et un taux de survie augmenté. Au bout de quatre ans, il sera d'ailleurs observé un taux de survie de 98,3 % contre 86 % dans des conditions de préservation classique.

Le 14 novembre 2017, le CHRU de Brest et Hemarina annoncent dans un communiqué de presse commun « des résultats positifs du premier essai clinique d'HEMO2life® dans la conservation du rein avant la transplantation chez l'homme ». Ces conclusions seront confirmées par les données collectées exactement un an après la transplantation, en avril 2017. Soit près de trois ans après l'autorisation de l'ANSM et plus de cinq ans après les premières discussions avec cette agence. Au cours des cinq années suivantes, plusieurs études cliniques, et de suivi des patients greffés, seront menées par le Pr Yannick

Le Meur (CHRU de Brest) et le Pr Barrou (AP-HP). En septembre 2022, après avoir déposé des dossiers très complexes de quelque dix mille pages décrivant la production des arénicoles en aquaculture, le process industriel d'extraction, les études de laboratoire, les études précliniques et cliniques, etc., ce sera enfin la victoire. HEMO$_2$life® recevra le marquage CE (conformité européenne). L'Union européenne reconnaîtra notre produit comme étant le premier transporteur d'oxygène universel qui optimise le temps de conservation des greffons rénaux et leur qualité. Nous obtiendrons ainsi l'autorisation de le commercialiser. Cette nouvelle marquera un nouveau tournant, capital, dans l'aventure Hemarina et réjouira toute l'équipe. J'en serai personnellement très ému, avec le sentiment d'approcher pas à pas de mon but : sauver des vies. Sachant que chaque année en France plus de 27 000 patients sont dans l'attente d'une greffe, les chirurgiens gagneront, en l'utilisant, un temps précieux et des organes en excellent état. Nous avons pu démontrer dans l'essai clinique OXYOP que les greffons rénaux préservés avec HEMO$_2$life® avaient des taux de reprise de fonction proches de ceux prélevés chez des donneurs vivants, alors que les greffons préservés dans notre test provenaient de donneurs « à critères élargis » (de moins bonne qualité) y compris ceux d'un donneur de 92 ans !

C'est à ce moment-là, en 2018, alors que nous travaillons sur ces greffes de rein, que le Pr Laurent Lantieri, chef du service de chirurgie reconstructrice à l'hôpital européen Georges-Pompidou (AP-HP), m'appelle pour m'annoncer qu'il va pratiquer une seconde greffe de face chez un même patient, Jérôme Hamon[1], et qu'il souhaite utiliser HEMO$_2$life® pour

1. Voir chapitre 1, page 7.

cette opération extrêmement sensible. Ce tissu n'est pas un « visage », expression réservée pour un patient vivant. Une fois le prélèvement effectué sur le donneur, on parle de « face ». Là s'ouvre à moi un tout autre domaine. Une face n'est pas un organe, mais un tissu composite fait de muscles, de graisse, de vaisseaux, d'épiderme, de nerfs, etc. Pendant la transplantation, on doit perfuser ce tissu avec une solution de conservation qui maintient l'oxygénation de toutes les cellules. Nous mettons donc un pied dans le champ de la transfusion sanguine, celui-là même qui m'est refusé par le monde du sang. Je me retrouve à la limite de ce que l'on m'a interdit insidieusement. En réalité, je construis, sans le vouloir, une sorte de cheval de Troie pour démontrer petit à petit qu'on peut utiliser cette innovation en transfusion sanguine ! Sans l'avoir préméditée comme telle, j'adopte la stratégie des petits pas dite du « vase chinois », qui est déplacé millimètre après millimètre sans que personne n'y prête vraiment attention. En l'espèce, il s'agit plutôt d'un concours de circonstances, avec l'espoir que les spécialistes se disent finalement : « Ça se passe bien pour le rein, pour le poumon, pour le foie, pour des tissus composites, etc. Ça devrait donc bien se passer pour la transfusion sanguine. »

En 2020, le Pr Lantieri publie le cas de Jérôme Hamon dans la prestigieuse revue *The Lancet* et évoque l'utilisation d'HEMO$_2$life® en ces termes :

> Pour atténuer l'ischémie-reperfusion du greffon, nous avons utilisé un nouveau transporteur d'oxygène (HEMO$_2$life®, Hemarina, Morlaix, France) comme un additif à la solution standard [...] après l'obtention d'une permission spéciale de l'autorité nationale de régulation de la santé. L'allogreffe faciale a été rincée

dans les deux artères carotides externes jusqu'à l'obtention d'un écoulement clair et sans sang. Le greffon a ensuite été placé dans un conteneur portable conventionnel à 4 °C et transporté chez le receveur.

Plus loin, le Pr Lantieri précise :

> L'ajout du transporteur d'oxygène HEMO2life® dans la solution de conservation a été utilisé parce qu'il a été rapporté qu'il réduisait le dysfonctionnement initial du greffon chez les patients ayant subi une transplantation rénale. Dans tous nos cas précédents de transplantation faciale, les allogreffes présentaient des zones de revascularisation tardive, mais ce phénomène n'a pas été observé dans le cas de ce patient. Il reste à déterminer si le transporteur d'oxygène a contribué à prévenir les lésions d'ischémie-reperfusion du greffon[1].

Le Pr Lantieri et moi avons noué une relation technique, scientifique. Il voulait mon produit dans l'intérêt de sa greffe. C'était clair et net. Quand l'intervention a eu lieu, il m'a tenu au courant notamment de l'absence de rejet. Puis il a poursuivi son observation pendant trois à quatre mois. La publication a suivi. Je continue à collaborer avec lui et, sans l'avoir cherché, il est devenu notre défenseur le plus actif, notre porte-parole dans le monde médical. Interviewé sur toutes les télévisions, il a même parlé d'HEMO2life® sur CNN. Je le vois ainsi avec émotion raconter mon histoire et celle de notre petit ver marin en hypoxie à marée basse.

---

1. Lantieri L., Cholley B. *et al.*, « First human facial retransplantation : 30-month follow-up », *The Lancet*, 2020, vol. 396, n° 10264, p. 1758-1765.

Au début des années 2020, une autre greffe partielle de face a été réalisée ainsi que deux greffes d'avant-bras et de bras entiers, toujours en utilisant notre produit avec succès. L'une d'elles concerne un jeune militaire français gravement blessé en opération, qui a été conjointement réparé par l'équipe chirurgicale de l'hôpital militaire de Percy et celle du Pr Lantieri. Ce dernier déclare :

> L'utilisation d'HEMO2life® a permis, grâce à la qualité de l'oxygénation fournie au greffon, de faciliter la reprise des tissus greffés. [...] L'intérêt de cette molécule transporteur d'oxygène universel est évident pour tous les traumatismes multiples, les blessures violentes nécessitant des chirurgies reconstructrices lourdes, comme les greffes de face et d'autres organes importants, afin de mieux conserver les tissus aussi bien dans les transplantations que pour les réimplantations. Les blessés sur le champ de bataille sont souvent loin de l'hôpital de l'arrière qui peut fournir les techniques avancées de microchirurgie reconstructrice. Il faudrait aussi se poser la question de son utilisation potentielle en tant que substitut sanguin pour de nouvelles applications[1].

Ces déclarations sans ambiguïté ne peuvent que déranger. Le Pr Lantieri est l'un des rares pionniers à avoir osé une première chirurgicale, comme l'ont fait avant lui les professeurs Marcel Legrain, René Küss, Christian Cabrol ou encore Jean-Michel Dubernard. Sans eux, certaines avancées spectaculaires n'auraient pu voir le jour. Le Pr Lantieri a été vivement critiqué lorsqu'il a réalisé sa première greffe de face.

---

1. Colin G., « Un soldat blessé a été greffé au visage grâce à une technologie développée à Morlaix », *Ouest-France*, 5 mai 2022.

Il a dû se battre pour obtenir les financements et les autorisations. Mais son audace a été couronnée de succès et, malgré les obstacles, il a fait considérablement avancer sa spécialité. Après la double greffe de face de Jérôme Hamon, je prends conscience que j'ai modestement participé à une première mondiale et qu'on parle de notre ver marin dans le monde entier. J'en ressens une immense fierté et beaucoup d'humilité aussi. Malgré tous les obstacles sur ma route, j'ai réussi à agir au moins pour le bien de cet homme. Sachant cela, que peuvent donc penser tous ceux qui ont tenté d'entraver mes travaux ? Au-delà de l'exploit médical impressionnant, je retiens surtout de cette histoire la visite personnelle de Jérôme Hamon dans nos bureaux. Une fois rétabli, il tient à venir nous saluer, à Morlaix. Nous nous sommes rassemblés dans le hall de la société, car il souhaite voir tous les collaborateurs. Quand il nous remercie, tout simplement, je ne peux contenir mes larmes. Voilà cet homme d'un courage inouï qui a eu trois visages, celui de sa naissance, puis ceux des deux greffes successives, et qui vient nous dire merci. Nous avons gardé beaucoup de liens tous les deux et nous échangeons régulièrement. Par un incroyable hasard de la vie, la famille de Jérôme habite à 10 kilomètres de Morlaix. Dans ce petit monde, beaucoup de personnes de mon entourage professionnel le connaissent. Il m'a raconté que, dans son enfance, il jouait avec les *buzuks* sans pouvoir se douter un instant que cet invertébré contribuerait à lui sauver la vie…

Désormais, l'histoire entre Hemarina et le monde des greffes ne pourra que croître. Nous avons une longueur d'avance. Car après le défi des reins et des faces, nous nous attaquons à tous les greffons, et notamment aux greffons pulmonaires. En 2020, l'université de Toronto a publié un article[1] sur la longévité des poumons de porcs, qui ont une grande similarité avec ceux des humains. D'ordinaire, un poumon prélevé se conserve dans une solution classique pendant six heures. Pour l'expérience, l'équipe du Pr Marcello Cypel a prélevé six poumons de porcs, conservés trente-six heures dans un liquide de conservation au froid ou trente-six heures dans ce même liquide au froid associé à 1 gramme par litre de notre transporteur d'oxygène HEMO2life®. Douze heures plus tard, l'état et la fonction des organes ont été évalués à température normale. Puis le poumon gauche a été transplanté chez un porc receveur pour mesurer la fonction d'oxygénation du greffon. Les résultats sont extraordinaires : après un total de quarante-huit heures de conservation, les greffons transplantés dans le groupe conservé avec le transporteur d'oxygène présentent une oxygénation significativement meilleure que celle des témoins. Et ces poumons présentent moins d'œdème, de mort cellulaire, que les autres. En résumé, la publication démontre que, au lieu de conserver un poumon pendant six heures, il est possible de le garder pendant quarante-huit heures grâce à HEMO2life®. Ce n'est pas uniquement la transplantation qui s'en trouve transformée, mais tout le paradigme de la course contre la montre.

---

1. Ali A., Watanabe Y. *et al.*, « An extracellular oxygen carrier during prolonged pulmonary preservation improves post-transplant lung function », *The Journal of Heart and Lung Transplantation*, vol. 39, n° 6, 2020, p. 595-603.

19.
Principe de précaution : les limites

Initialement, notre projet-phare reposait sur HEMOXYCarrier®, notre transporteur d'oxygène thérapeutique universel, mais deux freins majeurs nous ont conduits à changer de stratégie. Tout d'abord, HEMOXYCarrier® empiétait tant sur le monde du sang et de la transfusion sanguine qu'il effrayait au point de bloquer notre développement. Ensuite, pour mettre ce produit sur le marché, il fallait en passer naturellement par des essais cliniques extrêmement coûteux. Sachant que de telles études nécessitent plusieurs centaines de patients et qu'il en coûte 20 000 à 25 000 euros pour chacun, on peut estimer la somme à lever en dizaines de millions d'euros avant même de pouvoir enclencher le processus. Combien d'investisseurs peuvent se lancer dans une telle aventure potentiellement trop risquée en plus d'être interminable ? Il fallait donc trouver entre-temps d'autres projets plus à même de convaincre les investisseurs. C'est pourquoi nous avons lancé HEMO$_2$life®, plus rapide, dans notre esprit, à mettre sur le marché. Or, ce qui ne devait être qu'une étape devient une sorte de piège, un vrai parcours du combattant. Je découvre alors que les réglementations, nationales et européennes étouffent littéralement les entreprises de biotechnologie, notamment celles des innovations de rupture.

Ce nouveau combat va me donner l'occasion de mesurer l'aversion au risque qui s'est développée en France depuis l'introduction, en 2005, dans la Constitution, du fameux « principe de précaution » né, entre autres, de l'affaire du sang contaminé. Il nous faut donc soumettre notre produit à divers organismes notifiés[1] et autorités de santé. Ces groupes publics ou privés évaluent la sécurité et la conformité des produits avant leur mise sur le marché avec les exigences essentielles prévues dans les directives qui s'y appliquent, et délivrent le fameux marquage CE nécessaire à la commercialisation des dispositifs médicaux dans les vingt-sept États membres de l'Union européenne (UE) ainsi qu'en Islande, en Norvège et au Liechtenstein. La Suisse accepte le marquage CE pour certains produits, de même que la Turquie, qui exige qu'il soit apposé sur un grand nombre d'articles. Tout doit rentrer dans des cases prédéfinies. Les dispositifs médicaux vont des consommables (seringues, cathéters, pinces chirurgicales…) à l'équipement lourd d'imagerie (scanner, robot d'analyse…) en passant par les prothèses implantables, les aides techniques pour personnes handicapées, les pansements, les orthèses… Le marquage CE indique que le fabricant s'engage à respecter toutes les exigences européennes en matière de santé, de sécurité, de rendement et de protection de l'environnement qui s'appliquent à son produit. Sans ce label, aucun produit ne peut être mis sur un marché qui représente une population de plus de 500 millions de consommateurs.

Pendant ce temps, partout dans le monde, la liste des patients en attente d'une greffe du rein ne cesse de s'allonger. Certains, en France, en sont à leur sixième transplantation. Outre le

1. Organismes qui, au sein de l'Union européenne, sont désignés par un État membre pour évaluer la conformité du produit avant sa mise sur le marché de l'UE, avec les exigences techniques essentielles.

bénéfice médical de la greffe d'organe, un patient reprenant une vie sociale normale représente un intérêt économique majeur. En effet, le malade qui attend, sous dialyse, un rein durant dix ans coûte au système de santé près de 900 000 euros, quand le coût estimé d'une greffe avoisine les 125 000 euros sur la même période. Il est donc impératif de progresser sur le sujet non seulement des greffes mais aussi de l'oxygénation du vivant, car je sais que l'hémoglobine de l'arénicole peut permettre le rétablissement d'une oxygénation optimale de tout l'organisme. Cette molécule pourrait être utilisée partout où l'oxygène est impliqué, que ce soit à l'échelle d'une cellule, d'un tissu, d'un organe ou d'un organisme dans son ensemble. Ainsi, toutes les pathologies ischémiques caractérisées par un manque d'oxygène représentent des voies de développement prometteuses. Les organes les plus sensibles à cette privation d'oxygène, tels que le cœur, les reins et le cerveau, sont donc des cibles privilégiées dans le développement de la technologie d'Hemarina. En effet, l'ischémie est une caractéristique courante de pathologies telles que l'insuffisance cardiaque, l'infarctus du myocarde, les accidents vasculaires cérébraux. C'est le cas également pour les jambes avec les artériopathies oblitérantes des membres inférieurs, qui peuvent conduire à des amputations. Les perspectives en termes d'applications thérapeutiques sont fabuleuses.

En entamant en 2018 les démarches pour obtenir une homologation et l'autorisation de mise sur le marché, je me lance dans un univers kafkaïen. Les formulaires ne sont pas adaptés, les dossiers considérés comme jamais suffisamment étoffés, les bureaux auxquels je m'adresse, jamais les bons. La réglementation change souvent, les directives se déroulent sur des dizaines voire des centaines de pages. Dans un premier temps, la France nous incite à postuler dans la catégorie des PTA (produits thérapeutiques annexes). Dans certains pays européens, il doit être considéré comme un médicament. Dans d'autres, il n'y a tout bonnement pas de réglementation. Ailleurs, HEMO2life® est considéré comme un dispositif médical selon la directive MDD (*Medical Device Directive*). C'est cette norme que nous suivons, lorsqu'un changement réglementaire transforme ce MDD en MDR, une réglementation cette fois-ci, et non plus une directive, notée 2017/745. La publication de celle-ci au Journal officiel de l'Union européenne court sur près de cent soixante-quinze pages ! Voilà quelques exemples pour la forme. Sur le fond, le monde scientifique compte très peu de spécialistes de l'hémoglobine d'invertébrés et je suis le seul à travailler sur celle de l'arénicole. Lors d'une réunion organisée en visioconférence avec les experts médicaux de notre organisme notifié, je suis accompagné de spécialistes de la transplantation. Sur l'écran, nous découvrons le comité composé d'un spécialiste de la maladie de Crohn (inflammation chronique qui peut toucher les parois de tout le tube digestif, de la bouche à l'anus) et d'un praticien consultant qui a réalisé quelques transplantations mais qui visiblement ne connaît rien à l'ischémie-reperfusion, séquence incontournable en transplantation d'organe. Nous leur présentons la problématique d'HEMO2life®. Ces experts censés jauger notre technologie viennent d'un autre domaine scientifique que le nôtre. Il faut constamment reprendre la science en termes simples pour qu'ils comprennent la portée de nos projets. Je suis parfois exaspéré, mais je dois m'en accommoder. Ils tiennent l'autorisation d'HEMO2life® entre leurs mains. Je me résigne et j'initie mes interlocuteurs à la biologie marine, à l'écophysiologie, à la physiologie respiratoire. Je dois répondre à toutes sortes de sollicitations complexes et parfois sans fin, pour essayer de faire rentrer mon produit dans des cases spécifiques. Même les formulaires ne sont pas formatés pour prendre en compte de telles innovations de rupture. Les règles changent en permanence et les régulateurs ne semblent pas se soucier des conséquences pour ceux qui développent et sur la perte de chances des patients pouvant en bénéficier. L'un d'eux, passé depuis dans le privé, m'avouera un jour :

– Les textes que j'ai écrits ne sont tout bonnement pas applicables pour les sociétés, mais je ne le savais pas quand j'étais de l'autre côté, celui de la réglementation..

En 2020, la réglementation change encore à la suite du scandale des prothèses mammaires PIP, interdites de vente par l'autorité compétente des produits de santé, l'AFSSAPS devenue depuis l'ANSM. La France renforce ses procédures de contrôle en imposant aux dispositifs médicaux – dont notre produit fait désormais officiellement partie – des réglementations plus dures que celles adaptées aux médicaments. Ces changements brutaux désorientent tous les organismes certifiés à tel point que plus aucun n'accorde le fameux marquage CE. Avec l'entrée en vigueur de la nouvelle réglementation européenne 2017/745 programmée le 27 mai 2020, seuls les organismes notifiés qui auront été désignés par les autorités européennes seront habilités à évaluer et (re)certifier les produits et à délivrer de nouvelles autorisations de mise sur le marché. Fin septembre 2019, ils ne sont plus que 5 contre 87 en 2012 : trois organismes allemands, un italien, et un anglais, la BSI (British Standard Institution). Aucun organisme notifié français n'est agréé par la Commission européenne. Pour tenter de progresser malgré tout vers l'indispensable marquage CE à apposer sur HEMO$_2$life®, nous prenons le parti de candidater auprès de l'organisme anglais, la BSI. Mais entre-temps, le Brexit est voté ! Ce bureau anglais n'est donc plus en mesure de donner une certification européenne officielle. Il faut attendre que son siège soit finalement transféré aux Pays-Bas pour reprendre les démarches. Pendant ce temps, la France nage en plein marasme réglementaire. Aucun organisme national ne répond aux standards de ce que l'Europe souhaite mettre en place. En conséquence, les dispositifs médicaux français ne peuvent être évalués que par des organismes étrangers ! Notre innovation de rupture est pourtant bien issue de laboratoires de recherche français ! De plus, la chute du nombre d'organismes notifiés allonge considérablement le délai pour obtenir le marquage CE, qui passe de douze à trente-six mois, ce qui perturbe la chaîne d'approvisionnement des hôpitaux. Un tel contexte va vraiment à l'encontre de l'innovation. En 2020, ces cinq organismes notifiés doivent recertifier environ 314 000 dispositifs médicaux sur 500 000 et 35 000 sur 40 000 autres dispositifs médicaux de diagnostic *in vitro*, alors marqués CE, pour qu'ils puissent rester sur le marché de l'Union européenne.

Après plus de dix-huit mois d'étude par la BSI, Hemarina n'obtient toujours pas son autorisation de mise sur le marché, alors que son dossier technique ne présente aucune non-conformité. Cette situation désolante constitue une perte de chance pour les patients en attente de transplantation et nuit à la compétitivité de la France et plus largement de l'Europe. Cela me révolte. Je fais le tour des ministères, celui des Affaires étrangères, de la Santé, de l'Économie, et j'écris au Premier ministre pour exposer ce qui n'est ni plus ni moins qu'un scandale de souveraineté économique, la prise en otage d'entreprises par ces organismes. J'écris également au président de la République et à ses conseillers, aux présidents du Sénat et de l'Assemblée nationale, à plusieurs députés et sénateurs. L'un d'eux, Julien Borowczyk, alors député de la Loire, a écrit un rapport pour l'Assemblée nationale intitulé « Implants, prothèses et autres dispositifs médicaux : qu'est-ce qui cloche ? ». Nous avons été reçus à Matignon et, depuis, je crains que son rapport, très intéressant, soit resté lettre morte dans les rayonnages de la bibliothèque de l'Assemblée nationale. Je dois être d'une patience à toute épreuve et répondre à toutes sortes de sollicitations complexes. La régulation est d'autant plus difficile à prendre en compte qu'il n'existe pas de précédent permettant une comparaison. Les régulateurs ne disposent d'aucun « comparable » leur donnant une base d'évaluation et de comparaison du risque. En Europe et surtout en France, ils raisonnent par analogie et préfèrent les innovations incrémentales qui améliorent ce qui existe déjà, car les risques sont moins grands pour eux. Pour les innovations de rupture, ils préfèrent opposer un refus, et s'ils ne le font pas, ils diffèrent l'approbation, car une telle décision les engage et les rend incapables de se positionner. Je peux aussi comprendre leur état d'esprit, car quand tout se passe bien on les remercie rarement, pour ne pas dire jamais, alors que quand ça se passe mal, on les met systématiquement en cause. C'est donc un combat permanent. La seule classification du produit HEMO2life® en dispositif médical plutôt qu'en médicament n'a abouti qu'au terme de plusieurs années de discussion, alors qu'au final il ne s'agit que d'une simple dénomination. Dans ce type de missions, ces organismes devraient être moins dogmatiques et plus pragmatiques avec un seul but : le bien-être des malades.

Le processus pour atteindre notre graal, HEMOXYCarrier®, s'avère encore plus éreintant. À mon sens, ce produit devrait être codéveloppé en partenariat avec un État tant le produit est stratégique et répond à des enjeux de santé publique. C'est d'ailleurs ce qui se passe aux États-Unis avec l'implication de l'agence américaine DARPA (Defense Advanced Research

Projects Agency), qui a soutenu et accompagné le développement de plusieurs technologies de ce type. À mes yeux, il est incompréhensible que la France, ou l'Europe, ne s'empare pas d'une technologie vitale comme la nôtre. La science est faite d'expérimentation, d'essais et d'erreurs. Parfois ces expériences se déroulent bien, parfois elles se passent moins bien, mais la rigueur de la démarche scientifique permet d'avancer. Quand tout se déroule bien, les débouchés sont rapides et peuvent changer la médecine et la société. L'innovation naît aujourd'hui dans les start-up des biotechs avec une équation à multiples paramètres : une idée, une équipe, un environnement, des investisseurs et de la patience, et beaucoup de persévérance. Ce sont de petites entreprises agiles et innovantes, pas celles qu'on appelle les *Big Pharma*. J'ai l'habitude de comparer les biotechs à des plongeurs de combat sur un Zodiac et les *Big Pharma* à des porte-avions. Si le porte-avions doit anticiper longtemps à l'avance tout virement de bord et l'obtention des autorisations pour manœuvrer, le Zodiac, lui, est très mobile et les décisions sont prises rapidement. En revanche, le Zodiac est beaucoup plus fragile que le porte-avions. Beaucoup de travaux en biotechnologies ne parviennent pas au stade de l'industrialisation et encore moins de la commercialisation, bloqués par toutes ces réglementations. Ils restent au stade de preuves de concept, inexploités. L'autorisation de mise sur le marché d'HEMO$_2$life® a pris énormément de temps, car la société française, qui se targue pourtant d'être high-tech et French Tech, ne veut plus prendre aucun risque. Il y a fort à parier que cela se vérifiera, de nouveau, lors du futur processus de validation d'HEMOXYCarrier®. La part de risque dans une démarche scientifique est pourtant inévitable. Toutes les grandes découvertes nous viennent d'expériences parfois folles réalisées par des pionniers qui n'ont pas eu peur de sauter dans le vide.

Reprenons l'exemple des greffes. Cette pratique médicale est rapportée depuis des siècles. Dès le xve siècle, une fresque de Fra Angelico représente la greffe d'une jambe en remplacement de celle, nécrosée, du diacre Giustiniano par saint Côme et saint Damien. Au XVIIIe siècle, on greffait sur des humains des reins de chèvres, des reins de personnes guillotinées, en toute ignorance du système de typage tissulaire qui sera documenté seulement en 1902 par Karl Landsteiner. La même année, Emerich Ullmann greffe sur le système vasculaire du cou d'une chèvre un rein de chien, et en 1906 Mathieu Jaboulay réalise des xénogreffes de rein de porc et de chèvre aux bras de deux femmes. Bien avant cela, la première transfusion sanguine a été réalisée le 23 novembre 1667 devant la Royal Society par un médecin anglais, Richard Lower, qui osa injecter du sang de mouton à un humain. Les écrits de l'époque nous rapportent que l'homme aurait survécu au traitement. Cette chirurgie n'a eu de cesse d'évoluer et a réellement démarré au XIXe siècle avec, en 1818, la première transfusion sanguine d'un homme à un autre par James Blundell, jeune obstétricien anglais. En 1933, Voronoï greffe le rein d'un donneur cadavérique sur la cuisse d'un jeune homme urémique (souffrant d'une complication rénale), et en 1951 le chirurgien René Küss tente des greffes de reins prélevés sur des condamnés guillotinés, avant même que le système HLA (*human leukocyte antigen*) soit découvert par le Pr Jean Dausset en 1952. Cette découverte permettra la première greffe rénale par les professeurs Murray, Merrill et Harrison en 1954 entre deux vrais jumeaux. L'arrivée de la ciclosporine, un immunosuppresseur utilisé chez les patients transplantés, découvert par Jean-François Borel en 1972, a permis la multiplication des greffes de reins avec le succès que nous connaissons aujourd'hui. Ce sont justement ces expériences qui ont permis aux médecins de progresser ensuite jusqu'aux transplantations pratiquées en nombre aujourd'hui sur des millions de patients. Sans oublier les expérimentations de Louis Pasteur, qui a prélevé la moelle épinière d'un lapin contaminé qu'il a fait sécher dans un bocal, broyée, pilée avant de l'injecter dans un autre lapin. C'est par cette opération complètement folle qu'il a réussi à isoler le virus de la rage. Sans ce type d'expériences, la médecine n'aurait pas progressé à pas de géants entre le XVIIe et le XXe siècle. De tous ces actes expérimentaux, combien seraient aujourd'hui acceptés par les comités d'éthique ? Aucun, bien sûr ! Même une simple expérimentation sur une souris requiert parfois plus d'un an d'attente avant d'obtenir un accord.

Je suis convaincu que la science médicale avance plus difficilement depuis quelques décennies en raison d'une régulation excessive qui bloque le développement de produits de rupture. L'aspirine, par exemple, serait impossible à développer dans le contexte réglementaire actuel. Son expérimentation serait directement arrêtée en préclinique, c'est-à-dire avant même d'avoir été testée sur un patient, en raison d'un trop grand nombre d'effets secondaires. On démontrerait qu'elle peut détruire le foie et liquéfier le sang, même si ces cas sont extrêmement rares. C'est ce qu'on appelle le « principe de précaution » : le fait de ne pas agir quand survient le moindre niveau d'incertitude face au risque plutôt que d'attendre d'en avoir des preuves concrètes. Le principe de précaution, introduit en 2005 dans la Constitution française, peut apparaître louable au regard des affaires du sang contaminé, de la vache folle ou encore du virus H1N1 de l'épidémie de grippe aviaire. Mais dix-huit ans après, le constat est édifiant pour la recherche médicale. Ce principe constitue un véritable frein à l'innovation et s'apparente plutôt à la « quête du risque zéro », une illusion aux conséquences néfastes pour notre pays. Cela se vérifie également dans le domaine de l'environnement, tellement sensible en ce début d'un siècle peu prévisible. La Charte de l'environnement stipule, par exemple, en son article 5 :

> Lorsque la réalisation d'un dommage, bien qu'incertaine en l'état des connaissances scientifiques, pourrait affecter de manière grave et irréversible l'environnement, les autorités publiques veillent, par application du principe de précaution et dans leurs domaines d'attributions, à la mise en œuvre de procédures d'évaluation des risques et à l'adoption de mesures provisoires et proportionnées afin de parer à la réalisation du dommage.

Transposées dans le domaine médical, de telles recommandations soulèvent de graves questions : connaissons-nous par avance les résultats cliniques d'une innovation ? Souhaitons-nous connaître ce résultat ? À quand une procédure d'évaluation des coûts et des bénéfices de ce principe si fort ? Si l'évolution des connaissances théoriques par la recherche fondamentale est acceptée, la recherche appliquée fait l'objet d'une certaine méfiance. De quoi avons-nous peur ? Qu'est-ce qui effraie tant nos politiques ? Avons-nous un problème avec la commercialisation de ces découvertes en France ? Cette réticence n'existe pas autant outre-Atlantique et cela explique probablement pourquoi nous en sommes réduits à importer des technologies initialement découvertes dans notre pays. Quel dommage ! Cette appréhension du risque sous les termes « principe de précaution » – qu'on devrait plutôt appeler « principe de prévention » – a tétanisé et a quasiment gelé les innovations majeures en France. Au mieux, elle les ralentit. Il existe un domaine majeur dans lequel la France a déjà plus de dix ans de retard : la recherche appliquée sur les cellules souches, qui permettrait à terme de fabriquer des tissus, des organes, de recoloniser des matrices biologiques. Or, à nos portes, et notamment en Belgique, plusieurs essais cliniques de phases II et III sont en cours depuis des années et la première autorisation en Europe a été donnée à une société de biotechnologie italienne en février 2015. À ce rythme, nous risquons de perdre la course mondiale de l'innovation. Ce principe de précaution, devenu « la précaution comme principe », constitue un véritable danger pour notre pays. Il inhibe l'innovation médicale, pénalise les patients et laisse le champ libre à l'importation de technologies que nous serions à même de développer grâce à une recherche fondamentale d'excellence. Il serait judicieux de le supprimer pour le remplacer par un « principe d'innovation responsable ».

Nous avons la chance d'avoir des pouvoirs publics qui financent la recherche, *via* des outils comme le crédit d'impôt recherche par exemple, qui a même été copié par les États-Unis. Mais à quoi sert la mobilisation de tous ces moyens financiers si les acteurs de terrain ne sont pas entendus et accompagnés dans le développement de leurs recherches d'intérêt général ? À en faire bénéficier d'autres pays à terme ? C'est un pur gâchis pour notre économie et notre souveraineté nationale. Je ne prône évidemment pas un retour en arrière, aux transfusions de sang de mouton, et ne nie pas le besoin fondamental d'éviter des erreurs, voire des fraudes, parfois fatales. Il faut cependant accepter que le risque zéro n'existe pas et qu'une innovation de rupture puisse conduire à des effets secondaires non connus au moment de l'expérimentation. Par définition, c'est là qu'il faut réaliser des tests et obtenir des validations, c'est donc effectivement la phase la plus exposée. Il est logique de stopper un essai qui se passe mal, mais y renoncer ou ralentir des tests bien préparés avant même qu'ils aient débuté est pernicieux. En 2020, quand la crise sanitaire sans précédent de la Covid frappe le monde de plein fouet, je me dis que les choses vont s'accélérer. J'ai tort. Les choses deviennent au contraire encore plus compliquées, et je constate que certains prennent le risque de laisser les gens mourir plutôt que celui de les sauver. C'est absolument délétère. Cela me révolte, mais je ne peux pas changer à moi seul un tel système.

20.
Covid-19 : l'essai impossible

Le samedi 14 mars 2020 en fin de soirée, je reçois un nouvel appel du Pr Laurent Lantieri. Mais cette fois, il ne s'agit pas de greffe. Il m'explique que l'AP-HP (Assistance publique - Hôpitaux de Paris) a constitué une cellule de crise. Je ressens dans sa voix l'ampleur du cataclysme qui s'abat sur la France. Le pays l'ignore, mais nous sommes à la veille d'un confinement historique. La situation sanitaire est catastrophique. Un tsunami de patients en détresse respiratoire déferle sur les hôpitaux avec des milliers de morts en perspective. Les établissements manquent de respirateurs pour prendre en charge tous les malades. On ne sait pas encore à quoi on a affaire, probablement un virus transmissible par l'air. Le Pr Lantieri m'interroge :

– Ton transporteur d'oxygène pourrait-il pallier le manque de respirateurs ? Es-tu prêt à mettre ton innovation au service de ces patients ? Combien de produit as-tu en stock ? Il va y avoir des milliers de morts, est-ce que tu veux nous aider ?

Une avalanche de questions me frappe comme autant d'uppercuts. Je suis sonné par ces informations encore restreintes aux cercles médicaux et politiques. Il se dit que le président de la République va prendre la parole en début de semaine. Je reprends mes esprits et réponds au Pr Lantieri que oui, c'est une bonne idée. Sur le principe, on pourrait en effet utiliser M101 comme « respirateur moléculaire » : nous avons déjà démontré la validité du transfert d'oxygène, notamment sur des animaux de laboratoire en état d'ischémie cérébrale (manque d'oxygène). Notre essai clinique OXYOP sur la greffe d'organes a montré la sécurité clinique et l'efficacité de notre molécule sur les patients greffés. Cela reste cependant une hypothèse à démontrer sur ces nouveaux patients en insuffisance respiratoire massive. Ce virus affecte-t-il d'autres fonctions vitales ? Personne ne le sait encore.

Le 17 mars à midi est promulgué le confinement en France. Cette nouvelle mission est une urgence absolue, le Pr Lantieri mobilise toutes ses relations et très rapidement nous fédérons une équipe autour d'un essai potentiel sur l'utilisation de M101. Ce groupe constitué de plusieurs médecins de renom se met au travail autour du Pr Bernard Cholley, chef de service anesthésiste-réanimateur à l'hôpital européen Georges-Pompidou. Il est en première ligne pour voir déferler au service d'urgence tous ces malades en détresse respiratoire. On nage alors dans l'inconnu. On observe l'incapacité à respirer mais on ignore tout de l'action de ce virus identifié comme appartenant à la famille des *Coronaviridae*, des « virus à ARN simple brin » utilisant la machinerie cellulaire de l'hôte pour se multiplier. Un travail scientifique de fond à l'échelle internationale est engagé pour identifier cet agent pathogène qu'on va bientôt nommer « SARS-CoV-2 » (*severe acute respiratory syndrome coronavirus 2*) et qui sera responsable de la pathologie Covid-19. Les médecins et scientifiques l'étudient d'arrache-pied et les premières publications sortent rapidement. Je lis tout ce qui a trait au coronavirus et aux problèmes respiratoires, vasculaires et d'oxygénation. Au fur et à mesure des avancées scientifiques, on découvre que ce virus a un tropisme pour le système respiratoire supérieur (nez et trachée) et inférieur (poumon et bronches) et pour des sites de réplication secondaire. Il touche en fait l'ensemble des systèmes physiologiques : cardio-vasculaire, immunitaire, endocrinien, cérébral, reproducteur… À partir de toutes les données scientifiques parcellaires qui tombent au fil des jours, nous élaborons un protocole d'essai clinique, baptisé « MONACO » (M101 OxygeNAtion COvid), qui vise à administrer M101 avec HEMO$_2$life® aux patients qui ne peuvent pas être intubés. La justification scientifique de ce protocole est la suivante : l'infection à SARS-CoV-2, responsable de l'actuelle pandémie de Covid-19, se manifeste (entre autres) par des pneumopathies pouvant être fatales. En l'absence de traitement identifié et validé en mars 2020, l'essentiel de la prise en charge de ces patients est purement symptomatique et repose sur trois actions : tout d'abord la ventilation protectrice permettant d'oxygéner le sujet avec un simple masque augmentant l'oxygène disponible dans l'air, puis son anesthésie pour l'endormir et l'intuber afin de le brancher sur un respirateur artificiel, et enfin son positionnement sur le ventre pour faciliter le passage de l'oxygène au niveau des bronchioles susceptibles d'être colmatées. En cas d'échec de ces thérapeutiques, le dernier rempart pour éviter la défaillance multiviscérale liée à un manque d'oxygène est l'oxygénation extracorporelle appelée ECMO (*extracorporeal membrane oxygenation*), un dispositif très lourd et coûteux qui consiste à connecter le système sanguin des malades à une machine qui jouera le rôle de poumon artificiel. Malheureusement, en raison de l'ampleur de la pandémie, les industriels sont dans l'impossibilité de répondre à une hausse brutale de la demande et le stock de circuits d'ECMO disponibles est extrêmement faible. Il n'y a pas d'espoir d'augmentation de ces stocks dans des délais « utiles ». L'organisation de crise mise en place en Île-de-France prévoit de centraliser toutes les demandes d'ECMO afin d'en évaluer la pertinence et de la réserver aux patients à même d'en bénéficier. Cette situation dramatique risque de laisser sans alternative thérapeutique un nombre non négligeable de personnes qui, n'étant pas prises en charge par ces technologies, mourront asphyxiées.

Dans ces circonstances extrêmes, nous proposons de recourir à une nouvelle approche thérapeutique représentée par M101, que nous qualifions de « respirateur moléculaire ». Lorsque les patients atteints du coronavirus manquent d'oxygène et que, dans les cas les plus critiques, on doit les intuber, cela revient à leur insuffler de l'oxygène à haute pression, un peu plus concentré que dans l'air. Or une forte concentration en oxygène peut créer un stress oxydant et endommager les poumons. Administré chez l'animal à la concentration de 100 % (au lieu de 21 %), l'oxygène entraîne sa mort en moins de cent heures. En outre, les observations ont établi assez tôt que le coronavirus porte atteinte à la paroi des vaisseaux sanguins, appelée « endothélium vasculaire ». Et cet endothélium abîmé génère à son tour des problèmes de coagulation. Il se forme des sortes de thrombose ou caillots sanguins empêchant les globules rouges de transporter assez d'oxygène aux organes. Comme on l'a vu au chapitre 7, pour connaître le taux d'oxygène présent sur nos globules rouges, on mesure la « saturation sanguine », qui évalue la présence des molécules d'oxygène sur les hémoglobines. Quand tout va bien, elle tourne autour de 98 % ; c'est-à-dire que 98 % des sites de l'hémoglobine sont liés à une molécule d'oxygène. En dessous de 95 %, l'apport d'oxygène pour l'organisme n'est plus suffisant pour assurer le métabolisme de base. Or, chez les patients atteints de Covid-19 elle peut tomber très vite en dessous de 90 %. Les patients sont donc dans un état critique qui peut conduire à une défaillance multiviscérale fatale. Notre produit M101 pourrait pallier ces cas-là. Avec sa capacité de transport d'oxygène 40 fois plus importante que l'hémoglobine humaine et d'une taille 250 fois plus petite qu'un globule rouge, le produit peut se faufiler à travers le caillot sanguin qui bloque le passage et fournir tout doucement son oxygène aux organes qui en ont besoin. Ce n'est pas uniquement une théorie. Nous l'avons déjà démontré en 2017 dans une étude américaine chez le rat victime de traumatisme crânien. Cette étude a montré que l'administration par voie intravasculaire de M101 juste après le traumatisme permet une meilleure oxygénation cérébrale par rapport à un groupe contrôle[1]. Début avril 2020, le protocole MONACO est en bonne voie et on y œuvre jour et nuit en étroite collaboration avec l'ANSM afin d'essayer d'apporter à cette pandémie notre contribution à la fois médicale et scientifique. Le 27 mars, l'ANSM nous délivre l'autorisation, en un temps record. Celle du Comité de protection des personnes (CPP) arrive dans la foulée le 3 avril. Tous les feux sont au vert et le produit arrive par convoi spécial à Paris, escorté de motards. Le centre choisi sera l'hôpital européen Georges-Pompidou. Les patients ont été identifiés : ceux qui ne peuvent ni être intubés ni bénéficier d'une circulation sanguine extracorporelle (ECMO).

En parallèle au dépôt du dossier de protocole MONACO auprès de l'ANSM se joue une âpre négociation entre les services juridiques de l'AP-HP et les juristes d'Hemarina. L'AP-HP, en tant que promoteur de l'essai, propose un contrat de valorisation des futurs résultats de cette étude avec des clauses de prise de contrôle de la société inacceptables. Nous les refusons bien évidemment. Je suis très choqué par les demandes de l'AP-HP au moment où l'on enregistre des milliers de morts en France et des centaines de milliers dans le monde. Ses exigences sont bien loin de la mission première d'un hôpital, soigner des patients.

---

1. Moon-Massat P. *et al.*, « Cerebral vasoactivity and oxygenation with oxygen carrier M101 in rats », *Journal of Neurotrauma*, 2017, vol. 34, n° 19, p. 2812-2822.

Avant tout essai clinique, un contrat doit être signé entre le promoteur de l'essai (AP-HP) et le sponsor (Hemarina). C'est tout à fait classique, mais les échanges sont tendus. Au départ, on nous soumet un contrat impossible : ils veulent nous vendre les données des patients si nous souhaitons les utiliser dans un futur dépôt d'autorisation de traitement. On leur demande : « Combien ? » Réponse : « Vous signez et on vous dira après ! » En plus de la mise en place d'une clause de prise de contrôle de la société, l'AP-HP réclame également des royalties sur le futur traitement. Par ailleurs, une clause mentionne que si l'un de nos actionnaires souhaite vendre ses actions, l'AP-HP peut le lui refuser. Elle fait en quelque sorte une OPA hostile sur Hemarina. Rien d'illégal certes d'un point de vue contractuel, mais d'un point de vue moral, pour un grand centre hospitalier en pleine pandémie, on est en droit de se poser des questions. Comment exiger ce type de clause d'une start-up qui a répondu à l'appel en urgence des médecins ? Comment avancer en préservant les intérêts de nos actionnaires ? L'AP-HP se fait prier pour mentionner dans notre accord que « Hemarina et ses actionnaires resteront libres de procéder à la cession du contrôle d'Hemarina ou à une opération de fusion ou de scission ou à toute autre opération entraînant un transfert universel du patrimoine, sans qu'il soit nécessaire d'obtenir l'autorisation préalable de l'AP-HP. Mais sous réserve d'une notification de la réalisation de cette opération à l'attention de l'AP-HP ». De son côté, notre conseil fait valoir que les actionnaires de l'entreprise « doivent pouvoir rester libres de céder leurs titres comme ils l'entendent, et libres de le faire même si cela entraîne une prise de contrôle par un tiers ». Les négociations sont difficiles, mais j'ai bon espoir que nous trouvions un accord rapidement, car chaque heure qui passe condamne des vies.

Le 8 avril, la France déplore déjà 10 869 décès et les discussions se poursuivent sans fin. À 18 h 08, le Pr Lantieri demande par mail à la direction de l'AP-HP que le contrat de valorisation soit signé dans la soirée pour pouvoir lancer l'essai clinique dès le lendemain. Le temps presse. À 19 h 03, coup de théâtre, l'ANSM m'appelle :

– Monsieur Zal, votre essai est suspendu.

Assommé, je demande des explications. L'agence tergiverse. Je sens mon interlocuteur très embarrassé. J'insiste et je finis par apprendre que des personnes se faisant passer pour des lanceurs d'alerte prétendent que M101 a tué des cochons lors d'un essai vieux de presque dix ans ! Le responsable de l'ANSM refuse de m'en dire beaucoup plus. Mais je saisis immédiatement ce dont il s'agit d'après les bribes d'informations concédées par mon interlocuteur. En 2011, trois ans après la création d'Hemarina et alors que nous étions en phase de recherche, le Service de santé des armées nous avait sollicités, en partenariat avec la Direction générale de l'armement, pour voir, dans le cadre de leurs recherches, si le produit que nous avions conçu à l'époque pouvait permettre de récupérer des chocs hémorragiques létaux chez le porc. En clair, il attendait de notre produit qu'il ressuscite des porcs. Opération vouée d'emblée à l'échec. De plus, en 2011, ce fruit de recherches non pharmaceutiques n'avait rien en commun avec le produit que nous souhaitions tester pour les patients atteints de Covid-19 ! Alors, que s'est-il passé entre 18 h 08 et 19 h 03 le 8 avril 2020, en pleine négociation contractuelle avec l'AP-HP ?

Comment, à seulement quelques heures du début d'un essai clinique qui aurait pu être un tournant dans la prise en charge des patients en réanimation qui mouraient par milliers, quelqu'un a-t-il pu utiliser – anonymement bien sûr – une vieille étude de recherche préliminaire sur un produit si différent du M101 proposé dans l'essai MONACO ? Atterré, sonné, je pleure devant mon écran d'ordinateur, seul dans mon bureau. Mais mon désespoir ne dure pas. Je me ressaisis et rédige dans la nuit du 8 au 9 avril une réponse circonstanciée sous forme d'un rapport de trois cents pages que nous envoyons dans la foulée à l'ANSM. J'y explique les tenants et aboutissants de cet essai ancien réalisé sur des cochons par des médecins militaires. L'essai portait sur deux groupes de trois porcs, traités et témoins. Dans le groupe traité, trois porcs n'ont effectivement pu être réanimés, deux sur trois dans le groupe contrôle. Je détaille la différence incontestable entre le produit incriminé dans cette étude préclinique et M101 qui a fait ses preuves en clinique, sur un modèle particulier de choc hémorragique létal. Très vite, l'agence répond qu'elle suspendra son interdiction si des données complémentaires lui sont apportées. Mais le mal est fait. Le 9 au matin, sans tarder, l'AFP publie déjà une dépêche affirmant que mon produit issu du sang de vers marins a provoqué « 100 % de létalité sur des cochons ». La vérité est que le résultat de l'étude n'avait pas pu conclure « au bénéfice ou à l'absence de bénéfice du produit[1] » avec quasiment 100 % de létalité dans les deux groupes. Cette expérience un peu folle ne laissait aucune chance de survie aux animaux puisqu'il s'agissait de réanimer les cochons alors que leur signal cérébral n'était quasiment plus perceptible, c'est-à-dire à la limite de la défaillance vitale.

Mais, contre toute attente, la décision de l'ANSM de suspendre l'essai est publiée sur le site Internet de l'AP-HP mentionnant que l'institution ne souhaite plus être le promoteur de cet essai. S'ensuit une avalanche d'articles de presse se recopiant les uns les autres suite à la dépêche AFP. Le 23 mai,

1. Données classées confidentielles de la DGA.

ce témoignage publié par *Paris Match* par un cadre de l'ANSM ira plus loin :

> « Ce n'est pas très classe vis-à-vis des équipes de recherche, nous confie-t-on en off à l'Agence. Habituellement, le promoteur nous informe de son intention. Là, nous n'avons pas eu d'échanges. Nous aurions préféré quelque chose de plus conventionnel. » Aujourd'hui, à l'ANSM, une autre source assure qu'il est encore possible de procéder à l'essai… mais pas avec l'AP-HP. Il faut juste mettre à jour le protocole et le dossier, soit deux semaines de travail avant une nouvelle validation. « […] Dans le contexte actuel de cette pandémie, nous ne devons négliger aucune piste », explique un cadre de l'Agence[1].

Je ne comprends plus rien, secoué comme dans une lessiveuse. L'investigateur principal et les co-investigateurs ne sont pas prévenus de la suspension et du retrait de l'AP-HP. Ils apprennent cette décision par la presse et le service de communication de l'AP-HP leur demande de ne pas s'exprimer dans les médias. Les attaques pleuvent. Heureusement, dans le même temps, des personnes bienveillantes me soutiennent et m'encouragent à tenir bon. L'ANSM me fait savoir que le promoteur de l'essai ne répond plus à ses sollicitations et que la suspension est à ce stade un communiqué confidentiel entre l'ANSM et l'AP-HP. L'AP-HP n'avait pas à rendre publique la suspension en attente d'informations de notre part dès lors qu'il ne s'agissait pas d'une interdiction d'essai mais juste d'une interruption temporaire dans l'attente d'informations complémentaires. Pourquoi tant d'empressement

---

1. Jouan A., « Coronavirus : nos révélations sur l'essai avorté du sang de ver marin », *Paris Match*, 23 mai 2020.

à rendre publique une information privée entre un promoteur d'un essai clinique (l'AP-HP) et une autorité compétente (l'ANSM) ? L'ANSM me demande de refaire des expérimentations sur l'effet de M101 sur la coagulation sanguine, sur les processus d'inflammation et d'immunité afin de démontrer une nouvelle fois la sécurité de la molécule en relation avec les connaissances scientifiques sur le virus qui commencent à s'accumuler.

À ce moment-là, toute la France est confinée. Les laboratoires ne fonctionnent plus, mais nous réussissons à en mobiliser certains à Rennes et à Brest. Problème supplémentaire : les réactifs de laboratoire nécessaires à ces expérimentations sont très difficiles à acheter tant la demande est élevée. La situation est folle. Mais on s'accroche pendant tout le mois d'avril en parvenant à réaliser les tests *in vitro* demandés par l'ANSM sur l'interaction de M101 avec des plaquettes sanguines, sur la production de cytokines (molécules impliquées dans l'inflammation) des cellules sanguines humaines après mise en contact avec notre molécule, et sur l'activation de l'immunité innée par notre produit. Tous ces tests démontrent une nouvelle fois l'innocuité de M101, mais une condition vient s'ajouter aux précédentes. L'agence souhaite que l'on réalise maintenant des tests *in vivo* sur de « gros animaux », c'est-à-dire sur des chiens et des singes. Mais comment trouver de tels animaux quand le pays et le monde sont à l'arrêt ? Nous activons notre réseau, en arguant que le produit a déjà été testé chez l'humain *via* les greffes d'organes et que le produit a déjà été injecté par voie systémique dans la circulation générale par l'intermédiaire de ces greffes… Peine perdue.

Entre-temps, pour pallier le désistement de l'AP-HP, je contacte le CHU de Toulouse. Au début, ils sont partants, puis se rétractent. Même situation avec le CHU de Strasbourg. Les portes se ferment en France. Personne ne veut s'exposer après la publication par l'AP-HP de la suspension de l'essai clinique sur son site Internet. Nous sommes mi-avril, il y a déjà 17 167 morts. Et nous, nous chutons sur une dénonciation calomnieuse. Je ne peux m'empêcher de penser aux lettres anonymes qui, pendant la guerre, envoyaient des gens vers la mort. Je suis découragé mais pas abattu, car je sais comment mettre en place ce protocole MONACO malgré les réticences. Je décide de me tourner vers le chef de l'État ! Lors de son allocution du 13 avril 2020, Emmanuel Macron n'a-t-il pas déclaré : « Toutes les options sont explorées. J'ai tenu moi-même à m'assurer que tout était tenu dans les délais et avec rigueur. Nos médecins travaillent d'arrache-pied, aucune piste ne sera négligée, je m'y engage. » Le mercredi 22 avril 2020, l'espoir renaît : le président de la République fait une visite éclair dans le Finistère pour soutenir le secteur de l'agroalimentaire. J'apprends qu'il va atterrir à la base aérienne de Landivisiau, tout près de Morlaix. Je suis déterminé à me battre jusqu'au bout. Ce jour-là, la France compte 21 340 morts. Mes proches me poussent :

– Franck, tu dois rencontrer le président de la République et défendre la solution que tu proposes, ne lâche pas ! Tu le dois aux patients touchés par ce virus et à leur famille !

Revigoré, j'active tous mes contacts, le président de la Région Bretagne, M. Loïg Chesnais-Girard, le ministre de l'Europe et des Affaires étrangères, M. Jean-Yves Le Drian, le président de l'Assemblée nationale, M. Richard Ferrand, des députés et des sénateurs finistériens. Mes soutiens et les membres influents du réseau breton se mobilisent. Et cette mobilisation paie : je finis par obtenir une rencontre. Ce 22 avril, vers 18 heures, je me rends en voiture à la base aérienne cernée par les policiers. Le commandant de la base aéronavale, prévenu de ma visite, m'accueille et me fait patienter dans un salon privé. Je rencontre d'abord le chef de cabinet du président de la République, M. François-Xavier Lauch, qui m'explique qu'il pourra transmettre les informations au « PR », mais j'insiste pour voir le chef de l'État en personne. Il me dit, agacé, que le ministre Le Drian, à la sortie du Conseil des ministres, a appuyé ma demande d'entretien. Le président a accepté. À 19 h 30, on m'informe :

– Le président de la République va vous recevoir pendant vingt minutes au pied de son avion.

En chemin, sur le tarmac, beaucoup de militaires qui connaissent la raison de ma présence m'encouragent. Ça y est, je le vois, Emmanuel Macron sort de sa voiture. On me mène à lui. Et là, je me lance :

– Monsieur le président, il faut qu'on fasse un essai clinique ; une lettre anonyme l'a torpillé sans raison valable alors qu'il est extrêmement important pour les patients…

Le président de la République m'écoute attentivement et m'encourage à tenir bon.

– La France a besoin d'entrepreneurs comme vous, d'entreprises innovantes comme Hemarina, je compte sur vous pour rester en France.

Il suggère aussi que certains obstacles sont peut-être liés à l'hostilité entre Martin Hirsch, directeur de l'AP-HP, et le Pr Laurent Lantieri…

Il ajoute, avec un sourire, que j'ai quelques fans au gouvernement, et avec les deux pouces levés, il déclare :

– Monsieur Zal, votre essai, vous l'avez, nous allons demander à l'ANSM de regarder de plus près ce dossier.

À sa demande, je lui confie un flacon d'HEMO2life® et le protocole de notre étude. Il me demande de ne pas communiquer sur cette rencontre, en soulignant que sa récente visite à Marseille n'a pas porté chance au Pr Raoult. Puis il repart aussi vite qu'il est venu. J'en reste pantois, regonflé à bloc et de nouveau confiant. Sur le chemin du retour, je me dis que si le président de la République dit qu'il y aura un essai, alors il y en aura un. Il ne peut en être autrement. Le soir même, je reçois un appel du ministre Jean-Yves Le Drian, qui me dit que le président a compris l'intérêt de notre étude.

Pendant ce temps, plusieurs autres essais ont été lancés en parallèle, dont un mis en place par l'AP-HP, l'essai CORIMUNO-TOCI, qui teste un anticorps monoclonal nommé « tocilizumab » délivré par un laboratoire pharmaceutique suisse. Ce produit est un anti-inflammatoire utilisé dans la polyarthrite rhumatoïde. Le 27 avril 2020, la direction de l'AP-HP fait le tour des plateaux des chaînes d'information en affirmant que les résultats préliminaires de cet essai sont positifs. Ces déclarations tournent aussitôt en boucle dans les médias. Toutefois, le comité de surveillance de cette étude, composé d'experts indépendants externes à l'essai, chargés d'étudier régulièrement ces données et de conseiller les scientifiques, démissionne en bloc une semaine après cette annonce. Ils en ont donné les raisons à Martin Hirsch, directeur de l'AP-HP, dans un mail du 27 avril 2020 cité par un article du *Canard enchaîné* qui a dévoilé l'information.

> Pour ces experts, non seulement il était trop tôt pour tirer des conclusions et annoncer des résultats positifs, mais « la conduite de cette étude » est entachée de « nombreux dysfonctionnements » tels que des changements de critères en cours de route[1].

---

1. *Le Canard enchaîné*, 5 mai 2020, cité dans *Sud-Ouest* et par l'AFP, le 6 mai 2020; Catalifaud C., « Après un "vif désaccord" sur l'annonce des résultats du tocilizumab, le comité de surveillance des essais Covid-19 de l'AP-HP démissionne », *Le Quotidien du médecin*, 6 mai 2020.

Depuis, ce fait est tombé dans les oubliettes de la surinformation. Mais quand j'apprends cela, je ne peux m'empêcher de m'interroger sur un éventuel lien entre la promotion de ce médicament, la suspension de notre essai MONACO et l'empressement de l'AP-HP à renoncer à en être le promoteur… Quoi qu'il en soit, le gouvernement semble prêt à m'aider, alors j'attends des nouvelles de Paris. Des jours et des semaines passent et… rien. Je me manifeste auprès de François-Xavier Lauch, mon contact privilégié, et de Jean-Yves Le Drian, les tenant au courant de mes avancées pendant près d'un mois. J'obtiens une vague réponse de temps en temps, puis de moins en moins d'échos. Je finis par réaliser que l'essai n'aura jamais lieu en dépit d'une mortalité croissante. Chaque soir, à la télévision, le directeur général de la Santé, Jérôme Salomon, vêtu d'un costume noir, tient un décompte macabre. Je n'en reviens pas que rien ne soit possible malgré l'extrême gravité de la situation. Aucune dérogation, aucun test compassionnel n'a pu être autorisé. Une fois de plus, je constate que le système est complètement inopérant, telle une machine grippée. Tout cela est si destructeur et finalement criminel. N'est-ce pas ce qu'on qualifie de non-assistance à personne en danger ? Mais il faut aller de l'avant et continuer le combat. Pour les prochains malades, pour faire face aux prochaines épidémies, pour que la science soit utile à la société.

Cet échec aurait pu me laisser amer mais, au fond, il nous a fait avancer. Cela nous a servi à obtenir les données nécessaires pour pouvoir déposer un projet d'essai clinique visant à traiter les personnes souffrant du syndrome de déficience respiratoire aiguë. Les essais sur des gros animaux demandés par l'ANSM ont finalement été réalisés et ont démontré l'innocuité de la molécule M101. Des macaques et des chiens en ont reçu par voie intraveineuse des doses croissantes pendant plusieurs heures. Aucune toxicité ni aucun problème hémodynamique n'ont été constatés[1]. Pour moi, ce succès n'est pas une surprise, car nous avons montré que la molécule peut circuler chez des patients après une transplantation. De tels tests auraient donc pu être évités dans le contexte de la pandémie de même qu'auraient été évités les essais sur des animaux. Tous les paramètres sur la thrombose, l'agrégation plaquettaire, la coagulation, etc., sont également une fois de plus validés. Ces données devraient permettre, *in fine*, la mise en place de plusieurs essais cliniques sur l'utilisation de notre molécule par voie intraveineuse pour traiter des pathologies de type ischémique.

Ce sombre épisode m'a aussi fait prendre conscience que des gens m'en voulaient au point d'adresser des courriers anonymes. Dans l'article précédemment cité de *Paris Match* du 23 mai 2020, un cadre de l'ANSM n'en faisait pas mystère : « Indiscutablement, il y a eu de la maladresse de leur part, mais ils ont aussi affaire à des gens qui leur en veulent. » Je n'en suis évidemment pas resté là et j'ai cherché à comprendre. J'ai fini par trouver des pistes. Il se trouve en effet qu'en 2020, lorsque Hemarina a dû mettre en chômage partiel ses collaborateurs en raison du confinement, j'ai repris en main la gestion au quotidien de la société et, progressivement, je me suis rendu compte que des cadres d'Hemarina étaient informés de certains de mes échanges alors que j'étais seul dans mon bureau durant toute la période de confinement. En juillet, j'informe le vice-président de la société, qui émet l'hypothèse d'une tentative d'écoute et/

---

1. Rousselot M., Delpy E., Drieu La Rochelle C., Lagente V., Pirow R., Rees J.-F., Hagege A., Le Guen D., Hourdez S., Zal F., « *Arenicola marina* extracellular hemoglobin: a new promising blood substitute », *Biotechnology Journal*, 17 mars 2006.

ou d'espionnage. Je demande alors des informations à notre prestataire informatique, qui a un accès à ma messagerie, et je découvre avec effroi que plusieurs personnes de mon entourage espionnent mes conversations et mes échanges de courriels ! Petit à petit, je découvre l'ampleur de la toile d'araignée tissée autour de moi. Le 4 juillet, je change tous les mots de passe de nos systèmes informatiques et j'avertis immédiatement les services de la Direction générale de la sécurité intérieure (DGSI). C'est une obligation, car Hemarina est une entreprise qui évolue dans des zones à régime restrictif (ZRR) dont l'accès est contrôlé dans le cadre de la protection du potentiel scientifique et technique de la nation (PPST) afin de lutter contre les tentatives de captation ou de détournement.

Le soir du 28 août 2020, vers 22 h 30, une cyberattaque vise soudainement le serveur d'Hemarina. Les services de police sont avertis, et je me rends aussitôt avec eux dans nos locaux pour débrancher notre serveur. À partir de là, je commence à m'intéresser aux messageries des personnes indélicates qui m'ont espionné. Je mets en lumière plusieurs faits délictueux graves : manquements à leur obligation de loyauté, divulgations d'informations confidentielles et détournements. En particulier, près de six mille pages de données sensibles relatives aux expérimentations ont été copiées. En outre, j'apprends qu'il a été demandé à notre prestataire informatique l'ensemble des identifiants et codes d'accès aux messageries professionnelles de la société, notamment la mienne ! Trois personnes sont incriminées. Elles sont convoquées à un entretien préalable de licenciement pour faute grave. À leur départ de l'entreprise, ces individus mal attentionnés effacent le contenu de leurs ordinateurs. Avec l'aide de la DGSI, je missionne une société spécialisée en cybersécurité et lui remets ces ordinateurs. Ils sont analysés devant huissier de justice, et les experts parviennent à remonter l'arborescence des mails effacés et les noms des fichiers copiés sur un disque externe qui demeure introuvable, parmi lesquels se trouvait l'étude sur les cochons de 2011 classée confidentielle par la DGA et qui aurait été envoyée à l'ANSM. On met alors en évidence que des messages anonymes – ou reprenant frauduleusement les noms et prénoms de certains collaborateurs ayant quitté l'entreprise – ont bien été adressés à certaines administrations depuis ces ordinateurs. Et ces malversations ont été perpétrées par des personnes dont l'une a étrangement créé après son licenciement une société avec l'un des responsables de l'AP-HP lié à l'essai CORIMUNO-TOCI ! Est-ce un simple hasard ? Nous avons aussi constaté que des courriers avaient été envoyés non seulement à l'ANSM mais aussi à toutes les parties prenantes d'Hemarina – partenaires, associés, actionnaires –, causant un tort considérable à la société avec un objectif ultime : discréditer notre technologie. À la suite de ces découvertes, plusieurs plaintes au pénal ont été déposées. Elles sont en cours d'instruction et nous avons demandé à Me Antoine Vey de défendre nos intérêts. Deux de ces personnes ont également été condamnées par le tribunal de prud'hommes de Morlaix en 2022 et 2023. Depuis, elles ont fait appel de leurs condamnations et la procédure est toujours ouverte.

Ces découvertes successives sont un véritable coup de massue. Cette trahison venait de collaborateurs proches en qui j'avais toute confiance. L'un d'entre eux faisait partie de mon cercle intime, se montrait serviable, bienveillant. Trop prévenant, sans doute. Les services de police m'ont appris que c'est une des techniques bien rodées chez les escrocs pour vous faire baisser la garde. Comme ils étaient très bien rémunérés au sein d'Hemarina, j'en déduis qu'une contrepartie plus importante a dû leur être proposée pour détruire la société. Ces personnes ont été mises en garde à vue, certaines d'entre elles ont avoué avoir adressé ces courriers anonymes en utilisant différentes adresses et serveurs, mais point de motif à ce jour identifié, ni de commanditaire. Je souhaite que l'enquête confiée à un juge d'instruction fasse toute la lumière sur cette affaire douloureuse que je considère comme un acte criminel. Au 4 octobre 2023, on comptait selon l'OMS 167 985 décès dus au Covid-19 en France. Combien de vies aurions-nous pu sauver avec M101 ? Les familles des victimes prêtes à participer aux essais cliniques devraient se porter partie civile dans cette affaire. Après ces révélations stupéfiantes, j'avoue avoir connu des jours difficiles. Je suis devenu très méfiant. J'avais peur d'être suivi et lorsque je sortais mon chien le soir, je regardais partout autour de moi, de manière irrationnelle. Cela ressemblait à un symptôme de stress post-traumatique.

Aujourd'hui, je n'ai plus peur. Élisabeth a été encore une fois très présente, comme une bouée de secours, même si elle-même a été bouleversée. J'ai également reçu le soutien précieux de proches et de scientifiques de renom. Ce qui aurait pu me submerger après tant de luttes ne m'a pas anéanti. Pendant plus d'un mois et demi, j'ai même engagé des vigiles vingt-quatre heures sur vingt-quatre pour protéger la société et fait « dépoussiérer » les locaux par des services spécialisés pour chercher tout système d'espionnage. Au bout d'un certain temps, je me suis néanmoins résolu à recommencer à vivre normalement. Et c'est ce que j'ai fait.

21.
Le dopage

Avant d'étudier l'hémoglobine de l'arénicole, je ne m'étais jamais vraiment intéressé à la question du dopage. Voici quelques années, à Saint-Malo, j'ai eu l'occasion d'échanger avec le grand champion d'apnée Guillaume Néry, qui a battu à quatre reprises le record du monde d'apnée en profondeur et a reçu deux fois le titre de champion du monde. J'ai une grande admiration pour lui. De son côté, il était fasciné par mon récit sur les capacités d'apnée de l'arénicole. En plaisantant, il m'a demandé :

– Ça serait cool de faire comme l'arénicole ?

Je comprends qu'il soit séduit par l'idée de demeurer six heures sans avoir besoin de respirer, à l'instar de notre petit ver marin. Le rêve pour tout plongeur amoureux de l'exploration des fonds sous-marins – *exit* la bouteille de plongée et son détendeur encombrant… Jules Verne ou les amateurs de science-fiction pourraient imaginer transfuser notre molécule au capitaine Nemo pour qu'il navigue dans les abysses sans être enfermé dans le *Nautilus* !

Est-ce une idée si farfelue ? Si un apnéiste possédait cette molécule en circulation dans son système sanguin, pourrait-il battre des records ? L'expérience est tentante. À plusieurs reprises, j'ai été contacté par des sportifs qui souhaitaient des informations ou même directement notre molécule. Je constate avec stupeur que certains n'ont peur de rien. Un jour, un sportif d'une équipe participant au Tour de France m'a sollicité. Cela m'a choqué. J'en ai fait immédiatement part à une cellule antidopage. Il est aussi arrivé que des adeptes de salles de musculation me contactent, ou encore des patrons de salles de fitness désireux de vendre notre molécule à leur clientèle. En Belgique, j'ai même vu une émission télévisée à une heure de grande écoute vanter notre innovation comme produit dopant, et un journal, nommé *La Flamme rouge*, prétendre sans vergogne : « C'est le graal du dopage sanguin, capable de leurrer le passeport sanguin qui s'avère être encore une fois la ligne Maginot de l'antidopage. »

Je suis outré, choqué, par ce type de commentaires et de publicité. Désormais les choses sont clarifiées. L'Agence mondiale antidopage (WADA, World Anti-Doping Agency) a classé l'hémoglobine d'arénicole dans la catégorie des produits dopants, et c'est moi qui l'approvisionne en échantillons qu'elle distribue ensuite à tous les centres antidopage du globe pour détecter la molécule dans les analyses sanguines de sportifs en cas de performance suspecte. Quand un sportif s'injecte un produit appelé érythropoïétine (EPO), hormone naturelle fabriquée par les reins lorsque l'organisme est en hypoxie (manque d'oxygène), il le fait pour stimuler la fabrication de l'hémoglobine et des globules rouges afin d'améliorer le transport de l'oxygène à travers son organisme (capacité oxyphorique). De même lorsqu'il s'autotransfuse du sang « neuf ». Ces deux méthodes permettent d'augmenter l'apport en oxygène afin que le corps synthétise davantage la molécule ATP (adénosine triphosphate) qui est l'énergie utilisée par toutes les cellules de l'organisme. Sans un apport suffisant en oxygène, le métabolisme se tourne vers l'anaérobie et produit de l'acide lactique, un composé dangereux à haute concentration. Une forte présence de ce composé dans l'organisme ordonne au cerveau d'arrêter tout effort, notamment au niveau musculaire en engendrant des douleurs et des crampes. Une autre manière plus subtile qu'ont trouvée ces sportifs pour augmenter leur performance est donc de faire des autotransfusions. Quel est le processus mis en jeu ? Ces sportifs vont en altitude, où la pression partielle en oxygène est réduite par rapport à celle qui existe au niveau de la mer. Pour éviter de se rendre en montagne, ils peuvent aussi utiliser des tentes hypoxiques, ces enceintes mimant l'altitude en recréant un environnement avec moins d'oxygène et plus d'azote que dans l'air. L'hypoxie leur permet alors de stimuler naturellement la production d'EPO qui permettra la synthèse naturelle de globules rouges (avec plus d'hémoglobine) que leur staff peut ensuite prélever et conserver sous forme de culots globulaires. Ces culots globulaires pourront être retransfusés lors des compétitions pour augmenter la capacité de transport en oxygène. Ce type de pratique comporte des risques énormes, notamment la contamination bactérienne si les prélèvements sont mal faits ou si la conservation n'est pas optimale, mais aussi des problèmes de viscosité sanguine pouvant créer de l'hypertension vasculaire, des accidents vasculaires cérébraux ou encore cardiaques.

Hemarina a été confrontée à cette problématique en avril 2019 à l'occasion de l'opération Aderlass (« saignée », en allemand), nom donné à une enquête menée en Autriche et en Allemagne sur les pratiques de dopage utilisées par Mark Schmidt, un médecin allemand basé à Erfurt (Allemagne). *L'Équipe*, le journal sportif, en a fait sa une : « Et maintenant l'hémoglobine en poudre[1] ! » Lors d'une perquisition chez ce médecin, les enquêteurs ont mis

1. Simon G., « Dopage : de l'hémoglobine en poudre découverte par les policiers dans le cadre de l'opération Aderlass ? », *LÉquipe*, 24 avril 2019.

la main sur une dizaine de poches de sang prêtes à être transfusées et sur des flacons contenant une hémoglobine en poudre, totalement inconnue en matière de produit dopant. Une dizaine de sportifs sont alors identifiés dans le milieu du ski de fond et du cyclisme. Ces flacons devaient probablement contenir une hémoglobine extracellulaire, seul type de produit pouvant supporter un processus de lyophilisation. Est-ce de l'hémoglobine d'arénicole ? Ou un produit tiré d'hémoglobine bovine, porcine ou humaine ? Seule l'enquête permettra de le savoir. Nous ne sommes bien évidemment pas concernés par cet acte délictueux, mais il est toujours possible que des personnes ayant suivi nos travaux tentent de reproduire nos produits, ou que ceux-ci aient été subtilisés lors d'une étape de la chaîne de fabrication ou faussement déclarés détruits. Nous avons pu montrer que la molécule M101 est métabolisée – c'est-à-dire détruite – totalement au bout de cinq jours. La « demi-vie » de M101 une fois injectée chez l'animal est donc de deux jours et demi. Autrement dit, au bout d'une soixantaine d'heures, la moitié de la dose injectée a disparu. Nous n'avons pas eu accès au produit découvert pendant l'enquête, pourtant avec nos moyens d'analyse par électrophorèse ou en spectrométrie de masse, nous étions à même de trancher cette question. On peut aussi imaginer qu'une « structure » qui a des scientifiques et des moyens de laboratoire prélève ses propres arénicoles sur la plage pour en extraire la molécule et produire un ersatz de notre M101. J'ai demandé à certains enquêteurs d'avoir accès au produit incriminé, mais cela s'est avéré impossible, car ils constituent des scellés de l'enquête pénale.

Très tôt dans le développement d'Hemarina, j'ai su que cette possibilité devait être prise en compte et anticipée. Nous nous sommes donc rapprochés de l'Association française de lutte contre le dopage (AFLD) afin de développer un test permettant d'identifier cette molécule dans la circulation sanguine[1]. Nos travaux ont débuté en 2015 et ont été publiés en 2017. Dans la foulée, le produit a été inscrit dans les protocoles de lutte antidopage et nous avons été submergés d'appels du monde entier de laboratoires spécialisés dans cette lutte. Un temps, j'ai craint qu'il s'agisse de subterfuges pour se procurer la molécule, mais l'AFLD m'a expliqué que, le produit étant désormais inscrit sur la liste des produits dopants, les laboratoires antidopage souhaitaient mettre en place leur propre protocole de détection. C'est ainsi qu'elle m'a mis en relation avec l'Agence mondiale antidopage, à qui nous fournissons donc la molécule nécessaire à sa détection potentielle dans le sang des sportifs de haut niveau. Lors de mes conférences, on me pose systématiquement la question : « Est-ce un produit dopant ? » Oui, c'est un produit dopant puisqu'il augmente la capacité oxyphorique. « Qu'en pensez-vous ? » Je réponds que toute innovation peut malheureusement être utilisée à mauvais escient et avec des risques évidents. L'ambivalence du progrès scientifique est inévitable, comme, toutes proportions gardées, le nucléaire est très utile pour produire de l'électricité mais si destructeur en cas d'usage militaire. Il existe donc une probabilité que ce produit capable potentiellement d'augmenter les capacités d'endurance soit détourné vers d'autres usages. À nous d'avoir une longueur d'avance pour mettre en échec les escrocs et les tricheurs, comme je l'ai fait précocement avec la mise en place de tests de détection.

1. Marchand A., Zal F. *et al.*, « Application of HBOCs electrophoretic method to detect a new blood substitute derived from the giant extracellular haemoglobin of lugworm », *Drug testing and analysis*, 2017, vol. 9, n°s 11-12, p. 1762–1767.

22. *Blood substitutes* : les tentatives américaines

Sur le terrain de l'hémoglobine, la concurrence internationale est rude même si aucun produit n'est encore disponible sur le marché. Les tentatives se sont multipliées à travers le monde, notamment celles d'équipes américaines qui ont longtemps travaillé sur une solution à base d'hémoglobine bovine ou d'hémoglobine humaine, extraite des globules rouges, stabilisée et polymérisée chimiquement. Leurs essais sur l'humain sont allés jusqu'en phases II et III mais ont été abandonnés en raison de complications : problèmes de vasoconstriction et hypertension artérielle. Des centaines de millions de dollars ont été investis dans ces études. Depuis le début des années 2000, la recherche universitaire et industrielle dans ce domaine s'est emballée. Médecins, scientifiques, militaires, régulateurs, universitaires et quelques entreprises ont essayé de développer des produits capables d'alimenter l'organisme en oxygène. Certains soutiennent que les substituts sanguins sont nécessaires et sûrs. D'autres ont voulu tout stopper par peur que les produits soient plus dangereux qu'une simple transfusion sanguine. Il s'agit de la quête du graal de la médecine, reproduire le fluide de la vie.

La recherche et le développement se sont concentrés principalement sur l'imitation de la capacité des globules rouges à fixer l'oxygène. L'approche la plus courante consiste à extraire l'hémoglobine à partir de diverses sources et à la faire fonctionner en dehors des globules rouges en la stabilisant chimiquement. Un défi majeur, car cette protéine, en dehors des globules rouges, est très instable. Elle se dissocie et peut devenir toxique notamment au niveau rénal mais également au niveau vasculaire, avec un risque létal. Les questions éthiques concernant l'inscription des patients dans les essais cliniques sont donc complexes.

Depuis 2008, les financements privés et publics se sont raréfiés et quelques entreprises ont même dû réduire leurs projets après la publication par Charles Natanson dans le prestigieux *JAMA* (*Journal of the American Medical Association*) d'une méta-analyse très controversée et citée plus de sept cents fois par la communauté scientifique, indiquant sans nuances que tous les substituts sanguins sont toxiques[1]. Le coup a failli être fatal pour la recherche et le développement du sang artificiel. L'auteur et cette étude ont été par la suite discrédités en raison de conflits d'intérêts pour l'auteur et de sa méthodologie pour l'article. Cette « erreur de méthodologie », facile à comprendre, peut se résumer ainsi : placez dans un panier toutes sortes de champignons, des cèpes, des morilles, des girolles… et des amanites phalloïdes, surnommées les « calices de la mort ». Si un individu meurt après avoir consommé l'amanite phalloïde, tous les autres champignons pourtant parfaitement comestibles sont déclarés à l'emporte-pièce toxiques et mortels. *JAMA*, qui est pourtant un très grand journal scientifique, a malheureusement laissé passer cette étude totalement biaisée.

La volonté de développer des substituts sanguins n'est pas nouvelle. Dès les années 1930, lors de l'émergence des banques

---

1. Natanson C. *et al.* « Cell-free hemoglobin-based blood substitutes and risk of myocardial infarction and death : a meta-analysis », *JAMA*, 2008, vol. 299, n° 19, p. 2304-2312.

du sang, l'épineuse question de l'incompatibilité des groupes sanguins entre donneurs et receveurs a incité les universitaires à rechercher une autre source d'approvisionnement en sang. L'armée a également été l'un des premiers partisans de cette recherche pour pallier la faible durée de conservation du sang (vingt-huit jours) et l'obligation de le stocker au froid – deux paramètres qui rendent difficile la garantie d'un approvisionnement régulier pour le soin aux blessés sur les zones de conflit. Enfin, à partir de la fin des années 1980, l'arrivée du VIH transmissible par voie sanguine a incité les agences de régulation, l'armée et les capital-risqueurs à investir des milliards de dollars pour trouver une alternative à la transfusion de sang humain. Cette nécessité s'est encore renforcée avec l'émergence d'autres agents pathogènes : virus du Nil, chikungunya, Zika, dengue, Ebola, Marbourg, Lassa, *Orthomyxoviridae*, *Coronaviridae*… Depuis les années 1990, plus de cinquante mille brevets de substituts sanguins ont été déposés à travers le monde et en particulier aux États-Unis. Les premières tentatives sérieuses de fabrication d'un substitut sanguin ont eu lieu au début du XXe siècle, lorsque des chercheurs en médecine ont réalisé que les globules rouges étaient remplis de la fameuse protéine hémoglobine. Auparavant, les médecins confrontés aux hémorragies mortelles essayaient tout, du sang animal à l'eau salée en passant par le vin ou l'urine ! Pour rappel, l'hémoglobine se compose de quatre sous-unités, chacune contenant un groupement héminique avec en son centre un atome de fer qui fixe l'oxygène. Une fois oxydé, le fer devient ferrique, c'est-à-dire une forme réduite appelée Fe^{3+}, et ne peut plus fixer d'oxygène. Au début du XXe siècle, la découverte du typage sanguin permet de comprendre que celui-ci est lié à la présence de sucres à la surface du globule rouge et que la combinaison de plusieurs sucres engendre les différents groupes sanguins. Forts de ces connaissances et à la recherche d'un « sang » universel, des médecins tentent d'extraire de l'hémoglobine humaine et animale des globules rouges et l'injectent directement à des patients, dont certains décèdent. L'échec est dû au fait qu'en dehors des globules rouges, la protéine tétramérique d'hémoglobine se dissocie en monomères de globine qui s'oxydent (le fer devient Fe^{3+}). Cela crée un stress oxydant majeur, des thromboses vasculaires et un colmatage, entre autres, des glomérules rénaux (filtres au niveau du rein servant à éliminer les déchets du métabolisme).

En constatant cette dissociation, les scientifiques ont cherché une parade consistant à stabiliser chimiquement l'hémoglobine pour l'empêcher de se désagréger. Les travaux s'effectuent toujours sur de l'hémoglobine de source primaire, extraite de sang bovin d'abattoirs ou de sang humain périmé, et la plupart des transporteurs d'oxygène en développement emploient toujours la même stratégie. Par exemple, la technologie de la société Biopure Corporation (Massachusetts) consistait à extraire de l'hémoglobine bovine de globules rouges et à lier les hémoglobines voisines entre elles par le biais d'autres molécules afin de stabiliser la structure. Ainsi, on obtenait des polymères de plus grande taille qu'une simple hémoglobine à quatre globines. Ce produit a reçu l'approbation clinique en Afrique du Sud en 2001, en raison de la recrudescence de patients porteurs du VIH contaminant les produits sanguins collectés. Mais ce produit, Hemopure®, a été indiqué seulement pour les opérations chirurgicales de patients anémiques. Ce fut le seul substitut sanguin à base d'hémoglobine autorisé pour une utilisation chez l'humain. La société n'a pas obtenu l'approbation de la FDA pour une utilisation similaire aux États-Unis, mais l'agence a autorisé un équivalent pour les chiens nommé Oxyglobin®. En 2009, à la suite de la publication controversée de Natanson dans le *JAMA*, Biopure a cessé ses activités et déposé le bilan.

D'autres, comme la société biopharmaceutique californienne Sangart, ont travaillé sur l'hémoglobine humaine issue de poches de culots globulaires venant à expiration. Au lieu de lier plusieurs molécules d'hémoglobine ensemble par du glutaraldéhyde comme l'avait fait Biopure, Sangart a attaché jusqu'à huit molécules tétramériques d'hémoglobine avec du polyéthylène glycol (PEG). Elle en a tiré un produit dénommé Hemospan®. La société Northfield a eu le même type d'approche et en a développé un autre, nommé PolyHeme®. Tous se sont soldés par des échecs en phase avancée d'essais cliniques. Il est vrai que maintenir en circulation des transporteurs d'oxygène à base d'hémoglobine provenant d'hémoglobine intracellulaire est un défi. Bien que ces produits survivent sur une étagère pendant des mois voire des années, une fois injectés à l'humain, ils ne sont effectifs que jusqu'à quarante-huit heures, contre cent vingt jours pour les globules rouges circulant chez l'humain. Cela signifie que ces produits sont principalement destinés à des situations d'urgence.

La protéine hémoglobine elle-même présente un problème plus sérieux. Une fois extraite des limites de la membrane d'un globule rouge, elle peut, comme on l'a dit, causer des dommages. L'hémoglobine ne se contente pas de lier de l'oxygène et du dioxyde de carbone. Elle a également une forte affinité pour l'oxyde nitrique (NO), un gaz jouant un rôle dans la régulation de la pression artérielle. Ce NO est libéré dans les vaisseaux sanguins par un stimulus dû à la circulation sanguine sur l'endothélium vasculaire qui recouvre les vaisseaux. Ce NO peut être éliminé sous forme de nitrate (NO_3^-) et ne rentre pas en contact avec l'hémoglobine directement, puisque cette protéine est encapsulée. Une fois extraite du globule rouge, l'hémoglobine se combine au NO et cette liaison a pour effet d'augmenter la pression artérielle et veineuse, car seul le NO libre permet une vasodilatation. Certaines entreprises ont tenté de rendre neutres leurs substituts sanguins vis-à-vis du NO. L'autre problématique à résoudre est le risque de toxicité du produit au niveau des reins. Pour comprendre, il faut savoir que la taille de la porosité du filtre des reins (glomérules rénaux) est de l'ordre de 9 nanomètres. C'est ce qui permet à notre sang d'être épuré. Le sang passe sur ces filtres et tout ce qui est inférieur à 9 nanomètres est évacué dans les urines. Mais une chaîne de globine a la taille d'un pore du filtre rénal. Ce qui va avoir pour conséquence de le boucher, donc de détruire la fonction rénale. Pour que le substitut sanguin fonctionne sans altérer le rein, il faut donc que les chaînes de globine soient attachées les unes avec les autres (polymérisation) pour former une molécule trop grosse pour être filtrée par les reins. Pour cela, il faut s'assurer que la polymérisation est totale et qu'il n'y a pas de monomères non polymérisés. La molécule d'hémoglobine d'arénicole, elle, a une taille de 25 × 15 nanomètres, donc elle n'est pas filtrée dans les urines. Idéale !

D'autres approches ont également été envisagées, notamment par la multinationale américaine Baxter. Par exemple, la conjugaison d'hémoglobine intracellulaire avec d'autres agents de liaison comme la diaspirine (HemAssist®) ou la synthèse dans des micro-organismes d'un transporteur d'oxygène produit par génie génétique (Optro®). Mais les essais cliniques se sont soldés, là encore, par des échecs en phases avancées. D'autres sociétés, comme Oxygenix au Japon, ont aussi essayé d'encapsuler ces hémoglobines extraites dans des liposomes. D'autres approches encore ont été développées à partir de dérivés de Téflon (les perfluorocarbones). Ces produits sont des liquides susceptibles de dissoudre une grande quantité d'oxygène. De nouveau, ces produits – par exemple le Fluosol DA®, Oxygent® ou le Perftoran® – ont provoqué des effets secondaires, notamment des œdèmes.

En 2008, la FDA a invité toutes les parties prenantes de l'industrie, des agences de réglementation, des universités, de la médecine et de l'armée pour discuter des transporteurs d'oxygène à base d'hémoglobine pour analyser la somme des difficultés rencontrées lors des essais cliniques, la nature des effets indésirables, leur compréhension et l'état de l'art en termes de travail préclinique. J'étais présent à cet atelier organisé à Washington DC au National Institute of Health. Ce fut un triste moment pour toute cette communauté scientifique.

En 2023, seule Hemarina est capable de proposer un produit biologique fiable, car notre approche a été totalement différente de tous ces produits de première et de seconde génération. Notre force repose sur deux piliers : tirer M101 d'une hémoglobine naturellement extracellulaire (à la différence de celle des vertébrés, incluse dans des globules rouges) ; utiliser un produit naturel, sélectionné par des millions d'années d'évolution. Cette molécule d'hémoglobine extraite du ver marin n'est pas modifiée chimiquement. Chez l'arénicole, elle circule dans son système vasculaire, certes rudimentaire, composé, rappelons-le, d'un simple vaisseau ventral et d'un vaisseau dorsal, reliés entre eux par des capillaires avec un cœur à l'avant faisant circuler le sang de cet animal, composé à plus de 99 % de M101. Nous avons montré que cette molécule n'a aucune interaction avec le NO et ne présente pas les effets secondaires des transporteurs d'oxygène développés à partir d'hémoglobine de vertébrés, que l'encapsulation a probablement rendue plus sensible aux milieux extracellulaires au cours de l'évolution[1]. Par ailleurs, M101 peut fonctionner pour tous types sanguins et à différentes températures, contrairement aux hémoglobines de vertébrés, ne pouvant fonctionner qu'à 37 °C. Pour ces deux raisons fondamentales, notre approche ne cesse de se révéler gagnante.

---

1. G. Tsai A., Intaglietta M., Sakai H., Delpy E., Drieu La Rochelle C., Rousselot M., Zal F., « Microcirculation and NO-CO Studies of a Natural Extracellular Hemoglobin Developed for an Oxygen Therapeutic Carrier », *Current Drug Discovery Technologies*, vol. 9, n° 3, 2012, p. 166-172.

23.
Devenir une licorne

Petit à petit, Hemarina est reconnue à travers le monde au point d'être considérée comme une potentielle « licorne », c'est-à-dire une société dont la valorisation pourrait atteindre le seuil du milliard d'euros, sans avoir encore réalisé son premier euro de chiffre d'affaires. Les premiers mois chaotiques semblent bien loin, quand il était terriblement difficile de convaincre les investisseurs de la valeur future des produits tirés de l'hémoglobine de l'arénicole. Hemarina a fini par attirer l'attention de financeurs de plus en plus importants et des analystes financiers, qui reconnaissent aujourd'hui l'énorme potentiel de notre plateforme technologique. En 2018, lors du Trophée des futures licornes décerné par le magazine *Challenges*, et après onze ans d'existence, Hemarina figure même dans la sélection des dix entreprises françaises du secteur des biotechnologies et technologies médicales les plus prometteuses. À mes yeux, cette distinction est la reconnaissance du travail accompli et valide notre potentiel de croissance. C'est également un signe qu'Hemarina se rapproche de sa mission ambitieuse : apporter à la médecine des produits innovants qui permettent de sauver des vies là où n'existe aucune autre solution. Le modèle économique d'Hemarina dépend entièrement des investissements externes. Le système est simple : nous sollicitons des fonds auprès de nos actionnaires pour financer nos développements, nos essais et notre production. Lorsque ces fonds s'épuisent, nous devons à nouveau faire appel à nos actionnaires. Si nos associés croient toujours en notre projet, ils continuent d'investir ; s'ils n'y croient plus, ils se retirent. La valorisation de l'entreprise est donc une jauge cruciale qui détermine la confiance de nos associés en notre projet et leur propension à investir. En général, la valorisation financière d'une entreprise s'établit en chiffrant les gains potentiels, c'est-à-dire le retour sur investissement, ou *payback*. Pour y parvenir, il est nécessaire de projeter les revenus futurs sur une période de dix ans en prenant en compte certains aléas tels que l'inflation, des bouleversements financiers potentiels et la probabilité de succès. Cette méthode permet ainsi d'estimer la valeur future de l'entreprise.

Les biotechnologies représentent un secteur à haut risque et à fort potentiel de gain, compte tenu de marchés considérables, mais avec un taux d'échec très élevé. La valeur d'Hemarina suit donc une courbe exponentielle : au départ, lorsque le risque d'échec était très élevé, la société avait peu de valeur ; aujourd'hui, plus elle avance dans les preuves de concept et les essais cliniques, plus elle se rapproche de la mise sur le marché de son produit, et plus le potentiel de gain est important. La valorisation de la société détermine également la valeur de l'action et permet de calibrer les augmentations de capital qui financent les activités de plus en plus importantes de la société. En quelques années et en marge de nos recherches, nous nous sommes lancés notamment dans la production des vers marins pour en sécuriser l'approvisionnement. Pour produire et extraire M101, nous avons en effet développé à la fois l'aquaculture de l'arénicole et les processus industriels d'extraction. Pour ce faire, en 2013, nous avons acheté une ferme aquacole sur l'île de Noirmoutier qui, à l'origine, produisait du poisson (du turbot Label rouge), environ

100 tonnes par an. Étendue sur 13 hectares, elle a été complètement transformée pour produire de l'arénicole et serait en capacité, à terme, d'en produire 30 tonnes par an ! Nos vers sont produits en aquaculture pour deux raisons essentielles. D'une part, il n'était pas envisageable de défauner toutes les plages de la mer du Nord à Biarritz, et d'autre part nous avons besoin d'une parfaite traçabilité des vers marins, notre matière première. Une fois celle-ci produite, nous avons organisé un partenariat avec une société de façonnage de produits pharmaceutiques située à Tours pour extraire l'actif M101. Nous souhaiterions également désormais, pour des raisons stratégiques, pouvoir construire notre propre site d'extraction en Bretagne, afin de limiter tout risque de rupture d'approvisionnement, prérequis pour toute phase de lancement à grande échelle d'un produit thérapeutique. Dans la nature, ces vers ne se reproduisent qu'annuellement, en octobre ou en novembre. Nous avons beaucoup travaillé pour augmenter le nombre annuel de cycles de reproduction sur des géniteurs que nous conservons dans une écloserie. En jouant sur différents paramètres environnementaux comme la température et la lumière, nos arénicoles peuvent s'imaginer qu'elles sont en été ou en hiver plusieurs fois par an. Chez l'arénicole, les sexes sont séparés ; une fois les vers matures, les gamètes sont collectés aux fins de fécondations *in vitro* qui donnent des larves. Après quelques semaines, elles se transforment en mini-vers. Ces vers sont gardés dans l'écloserie puis installés dans des bassins de grossissement qui ressemblent à de grandes piscines contenant du sable. Avec quelques centaines de kilogrammes d'arénicole, Hemarina et sa technologie pourraient assister toutes les transplantations d'organes en France – soit environ 6 000 interventions par an – et, à terme, fournir largement de quoi réaliser l'ensemble des transplantations mondiales.

Autre élément-clé pouvant permettre à Hemarina d'avoir un impact à une échelle mondiale : conclure un contrat de distribution internationale pour proposer nos produits partout dans le monde rapidement. Le marquage CE tant attendu nous ouvre dans un premier temps le marché européen et il est probable que beaucoup d'autres pays suivront. Je prévois déjà d'avancer prioritairement aux États-Unis et en Inde. J'ai déjà eu une première occasion de négocier un contrat de distribution important en plein milieu de la crise de la Covid-19, qui malheureusement n'a pas abouti en raison de la situation sanitaire. En 2020, une multinationale nous a approchés dans la perspective d'une distribution mondiale pour $HEMO_2life^®$. À ce moment-là, en entamant les négociations, j'ai l'impression d'être un lilliputien à côté de ces monstres aux moyens apparemment illimités. Un contrat avec une *Big Pharma* nous offrirait une clientèle mondiale et des moyens financiers supplémentaires. Nous pourrions entrer dans un modèle de financement plus classique et durable avec des prêts bancaires et des revenus assurés. Au début, je suis très enthousiaste et susceptible d'accepter toutes leurs conditions, mais je ne me précipite pas. J'essaie d'abord de comprendre les enjeux. Bien que ces grandes entreprises pharmaceutiques communiquent abondamment sur leurs produits, la réalité est qu'elles ont, pour la plupart d'entre elles, abandonné la recherche. Pour s'en convaincre, il suffit de se souvenir qu'aucune d'entre elles n'a été en capacité de créer à temps un vaccin efficace contre la Covid-19. Si elles l'ont fait, c'est au travers de rachat de sociétés de biotechnologies. Ces grandes entreprises sont conscientes qu'elles sont confrontées aux mêmes problèmes que les start-up : le risque d'échec dans les différentes phases de développement d'un produit thérapeutique. Globalement, le taux d'échec des projets qui commencent à l'étape de la découverte s'élève à plus de 97 % et chaque développement peut coûter des centaines de millions de dollars et souvent jusqu'au milliard de dollars. Peu d'entre elles réussiront. Le but ultime des *Big Pharma* est de commercialiser des blockbusters, c'est-à-dire des médicaments au chiffre d'affaires annuel supérieur à 1 milliard de dollars. Devenues des outils financiers qui gèrent leur cours de Bourse pour rassurer leur actionnariat, ces *Big Pharma* ne sont pas enclines à financer les échecs. Elles préfèrent investir des sommes considérables dans le rachat de projets aboutis plutôt que dans des recherches incertaines avec 97 % de risque d'échouer. Elles disposent également de départements de veille technologique qui surveillent de près les avancées des start-up en matière de R&D. Dès que l'une d'entre elles communique sur des résultats positifs signalant un potentiel de gains importants, les *Big Pharma* interviennent pour proposer un rachat ou un partenariat avec des sommes conséquentes à la clé. Elles répondent ainsi à leurs actionnaires, qui préfèrent naturellement des gains garantis plutôt que des investissements à risque. Je raisonne cependant autrement, car j'ai toujours appris qu'il faut semer des graines et arroser pour pouvoir moissonner. Les *Big Pharma*, elles, préfèrent moissonner des champs à fort rendement, plutôt que de semer. Tel est leur modèle économique. À la première proposition de contrat qui m'est faite, une petite voix intérieure me dit : « Prudence ! » Je dois négocier avec précaution les termes de la collaboration pour garantir l'autonomie d'Hemarina. Si on n'y prend garde, un simple contrat de distribution peut facilement se transformer en piège, comme une prise de contrôle déguisée, surtout lorsqu'il est question de milliards de dollars. Les acquisitions d'entreprises de biotechnologie et de technologies médicales sont désormais courantes.

Lorsque la valeur potentielle d'Hemarina augmente et que je commence à parler de marché ouvert, sans risque réglementaire puisque HEMO2life® s'est vu délivrer son autorisation, elle attire l'attention d'acteurs majeurs. Plus ils attendent, plus le coût du partenariat sera élevé et ils cherchent donc à se positionner rapidement tout en évitant le moindre risque susceptible de faire chuter leur cours en Bourse.

Tout le monde a attendu, comme moi, le fameux marquage CE, véritable sésame. Sa délivrance, enfin, en septembre 2022, donne le feu vert aux *Big Pharma* et accroît leur intérêt. De mon côté, je veux à tout prix m'assurer qu'Hemarina restera autonome et libre de développer toutes les innovations auxquelles je crois depuis si longtemps. Cette étape majeure prouve que nous sommes passés entre les gouttes des 97 % d'échec. Avant cela, il aura fallu quinze ans de recherche et de développement, le dépôt de soixante-trois brevets, un acharnement collectif immense pour obtenir ce passeport de commercialisation. Avec toute l'équipe, nous sablons le champagne ! HEMO2life® est officiellement le premier transporteur d'oxygène au monde à obtenir une autorisation de mise sur le marché en Europe et le premier dispositif médical de classe III selon la nouvelle réglementation européenne. Quelle fierté ! Cette réussite est portée par tous ceux qui m'ont aidé et qui n'ont jamais baissé les bras, qui ont cru à mon rêve fou : sauver des vies grâce à l'hémoglobine d'un simple ver marin. Avec cette certification, Hemarina a toutes les cartes en main pour devenir l'une des prochaines licornes françaises dans le secteur des biotechs. Tout se met enfin en place.

24.
En route vers de futures applications

La première vraie victoire d'Hemarina est sans conteste le marquage CE d'$HEMO_2$life® pour préserver les greffons de reins[1]. Au-delà de cette greffe spécifique, nous pouvons espérer de grands bénéfices pour les greffes de poumons, du foie, du cœur ou du pancréas. Un vaste champ s'ouvre à notre découverte. Ce n'est donc qu'un début. Des dizaines d'autres applications sont possibles en fonction d'indications dont le point commun est d'être liées à un besoin d'oxygène ou au contraire à la limitation de sa présence. Certaines de ces applications ont bénéficié de l'apport majeur d'Élisabeth. Dans son activité de chirurgien-dentiste, elle a pu par exemple observer les effets délétères des maladies parodontales et des péri-implantites. Elle a donc eu l'idée de combiner M101 sous forme de gel et d'utiliser ce nouveau produit pour neutraliser les bactéries anaérobies (qui vivent sans oxygène) au sein des poches parodontales. Hemarina est bien une aventure scientifique, familiale, et bien plus encore puisque les rencontres et les discussions avec de nombreux professionnels ont suscité la plupart des applications développées sur lesquelles sont fondés nos espoirs. Celles-ci se déclinent dans plusieurs domaines touchant à la cicatrisation, à la culture des cellules, à la fermentation et, au sommet de la pyramide,

1. Voir chapitre 18, page 171.

aux traitements et aux actes médicaux d'urgence nécessitant une perfusion.

En ce qui concerne la cicatrisation, il existe deux grands types de plaies : les plaies aiguës (chirurgicales, traumatiques et les brûlures) et les plaies chroniques (ulcères veineux et variqueux, ulcères du diabétique et escarres). Pour cette seconde catégorie, il n'existe pas à ce jour de solution thérapeutique satisfaisante. La cicatrisation d'une plaie aiguë est un phénomène dynamique complexe. Elle se réalise généralement en trois étapes : une étape vasculaire et inflammatoire, une étape de réparation tissulaire et une dernière de remodelage. À chaque phase, l'oxygène joue un rôle essentiel. La pression tissulaire d'oxygène contrôle la prolifération de certaines cellules que l'on appelle des fibroblastes et régule l'hydroxylation[1] de certains acides aminés (composants des protéines) qui vont permettre la synthèse de collagène. Ces étapes doivent se succéder harmonieusement dans le temps pour assurer une cicatrisation optimale. À l'inverse, une plaie qui ne cicatrise pas ou mal est la conséquence d'une altération de ces processus physiologiques et devient un mal chronique. Les praticiens les dénomment plaies « à problèmes ». L'une des causes est le manque d'oxygène dans les plaies ; il altère le processus de guérison par une diminution de la prolifération fibroblastique, une baisse de la production de collagène et de l'angiogenèse (formation de nouveaux vaisseaux sanguins). Ce micro-environnement hypoxique favorise le développement d'une flore bactérienne anaérobie compromettant la cicatrisation et étant source d'infections parfois très sévères, insensibles aux antibiotiques.

1. Ajout d'un groupe hydroxyle sur une molécule, ce qui a pour effet d'en changer les propriétés.

Nous avons donc imaginé un nouveau pansement, baptisé HEMHealing®, qui permet un apport local d'oxygène ciblant exactement les zones blessées. L'innovation consiste à inclure M101 dans un gel constitué d'acide hyaluronique puis à le déposer sur la plaie pour lui garantir une oxygénation maîtrisée en continu. Les cellules de la plaie qui ont besoin d'oxygène pour leur métabolisme utiliseront une à une ces molécules d'oxygène liées sur M101, piégée dans le gel. Chaque site libéré sera immédiatement rechargé par l'oxygène présent dans l'air. Concrètement, ce pansement permettrait d'éviter le caisson hyperbare, solution lourde, coûteuse, et rarement efficace. En France, 350 000 malades souffrant d'une plaie chronique sont en attente d'un traitement et un tel pansement serait d'une grande utilité à la médecine. Le cas, très connu, du problème des pieds diabétiques, aux plaies impossibles à refermer, occasionne malheureusement une amputation toutes les trente secondes dans le monde. Nous avons pu tester notre produit à plusieurs reprises grâce à des autorisations compassionnelles. Ainsi, à l'hôpital européen Georges-Pompidou, on a pu soigner une jeune femme dont trois doigts s'étaient nécrosés après une brûlure chimique et lui éviter l'amputation envisagée. Renouvelé toutes les quarante-huit heures, le pansement au M101 a permis de sauver ses doigts, noircis jusqu'à la dernière phalange. En un mois, elle a retrouvé ses doigts, si bien que la houppe phalangienne a repoussé, contre toute attente. D'autres traitements compassionnels sont en cours et un essai sur les grands brûlés est envisagé avec le CHU de Nantes et l'équipe du Pr Pierre Perrot.

Dans le domaine de la dentisterie, nous avons créé, avec Élisabeth qui a rejoint Hemarina à plein temps en 2018, HEMDental®, un dispositif médical là encore formulé à partir de M101 et d'un gel d'acide hyaluronique, capable de délivrer de l'oxygène en ciblant deux micro-organismes anaérobies (*Porphyromonas gingivalis* et *Treponema denticola*) impliqués dans la parodontite, sans perturber le microbiote buccal. Les maladies parodontales touchent plus de 700 millions de personnes dans le monde. La parodontite, onzième maladie la plus répandue dans le monde, affecte de manière modérée 50 % des adultes alors que sa forme sévère affecte 10 % de la population globale. C'est même la première cause de perte des dents devant la pathologie carieuse. Elle représente un enjeu de santé publique majeur, car outre son atteinte au niveau de la sphère buccale, elle est un facteur étiologique ou aggravant de maladies systémiques chroniques sévères et d'augmentation du risque de cancers. Les germes pathogènes incriminés sont des germes anaérobies stricts, qui n'aiment pas l'oxygène et sont donc sensibles à sa présence. La thérapeutique couramment utilisée en clinique de la parodontite consiste en un nettoyage mécanique partiel des surfaces infectées, complété par une antibiothérapie dont l'utilisation répétée pose le problème de la résistance et des réactions allergiques ainsi que de l'augmentation du risque de cancer colorectal. Un essai d'HEMDental® ouvert avec une dizaine de patients est en préparation avec le CHU de Strasbourg, là où Élisabeth a justement commencé sa carrière ; il sera conduit par le Pr Olivier Huck, un de ses anciens étudiants devenu depuis professeur. La boucle est bouclée.

Dans le processus de culture cellulaire, l'oxygène constitue l'un des paramètres les plus critiques pour assurer une bonne croissance des cellules. Or, de nombreux biomédicaments produits à partir d'une source biologique vivante (cellules ou bactéries) sont réalisés dans des bioréacteurs contenant certaines lignées cellulaires de mammifères produisant des protéines recombinantes[1] ou des anticorps monoclonaux[2] utilisés par exemple dans des traitements d'immunothérapie. Ces process industriels coûtent très cher à la fabrication de ces biomédicaments, car le taux de croissance des cellules de mammifères est très faible ; la culture cellulaire dure de quelques jours à plusieurs mois. Nous avons développé un produit baptisé HEMOXCell®, unique pour la culture cellulaire et plus facile à mettre sur le marché qu'un médicament puisqu'il s'agit d'un simple réactif. Il a été le premier produit d'Hemarina commercialisé. Depuis 2008, de nombreux laboratoires de recherche académique et des industriels de tous pays l'utilisent en le commandant directement sur notre site Internet. Notre produit délivre de l'oxygène en fonction des besoins des cellules en culture. Il permet non seulement d'augmenter leur vitesse de croissance et leur viabilité, mais aussi d'augmenter les rendements de bioproduction de protéines recombinantes ou d'anticorps monoclonaux sans modifier les conditions de culture. Des tests réalisés avec un blockbuster (médicament vedette) d'une *Big Pharma* ont permis de mesurer une augmentation considérable des rendements de production. HEMOXcell® est aujourd'hui utilisé par de nombreuses équipes à travers le monde. En 2023, une équipe chinoise intègre ce produit dans ses travaux d'élaboration des « Car-T cells », une nouvelle

1. Protéine produite par une cellule dont le matériel génétique a été modifié par recombinaison génétique. Ces protéines recombinantes peuvent être purifiées et utilisées à des fins thérapeutiques, industrielles ou bien encore dans les activités de recherche.
2. Protéines produites en laboratoire pour traiter des maladies ciblées. Elles sont quasiment identiques aux anticorps naturellement fabriqués par notre système immunitaire pour lutter contre une agression biologique (virus, bactérie, champignon, cellule étrangère…).

option thérapeutique dans le traitement de certaines tumeurs cancéreuses hypoxiques réfractaires à la chimiothérapie, ou pour maintenir en culture des organoïdes[1].

Une autre application, inattendue, est née en 2012 de ma rencontre avec Maurice Lesaffre, grand capitaine d'industrie : une application pour la fermentation. Le groupe Lesaffre est leader mondial de la levure de panification. Lors de sa visite à Morlaix, il a eu ces paroles fortes :

– Franck, notre rencontre est biblique, je fais du pain et toi du sang !

Maurice, aujourd'hui disparu, m'accompagne toujours, notamment dans ma façon de gérer Hemarina, pour laquelle il m'a distillé de précieux conseils. Des membres de sa famille sont des actionnaires importants de la société. En m'intéressant à la levure, j'ai abordé le domaine de la fermentation, un procédé répandu au sein des industries biotechnologiques et agroalimentaires. Elle consiste à favoriser et à accélérer la prolifération bactérienne (ferments lactiques) au moyen d'un activateur de croissance cellulaire. L'additif de culture utilisé en bioréacteur provient généralement de l'hème d'espèces bovines et porcines, le site actif de l'hémoglobine où se lie l'oxygène. S'il permet d'améliorer sensiblement la productivité, il peut aussi présenter un risque sanitaire non négligeable pour la santé humaine comme des risques de contamination de maladies bovines ou porcines à l'humain, à craindre lors d'épidémies d'encéphalopathies subaiguës spongiformes transmissibles (ESST) ou maladies à prions, caractérisées par une dégénérescence du système nerveux. Nous proposons

1. Mini-organes ou biopsies de tissus d'organes créés à partir de cellules issues de la tumeur cancéreuse et cultivées en laboratoire.

donc HEMBoost®, une alternative idéale : issu de coproduits de l'arénicole après extraction de la molécule M101 atomisée, il permet notamment la conservation, voire l'amélioration, d'un bon rendement de fermentation, accompagnée d'un apport de fer, et le maintien d'une bonne homogénéité du milieu de culture dans le bioréacteur.

Cependant, le graal pour Hemarina reste sans conteste l'usage de M101 en intraveineuse. Notre produit constitue le candidat par excellence pour traiter de nombreuses pathologies de type ischémique. Sa forme lyophilisée le rend rapidement disponible auprès des patients *via* les acteurs médicaux de première ligne. Pour ces applications qui visent des actes médicaux d'urgence, nous avons choisi de traiter dans un premier temps quatre axes thérapeutiques répondant à des problèmes de santé publique :

- l'accident vasculaire cérébral (AVC) ;
- le traumatisme crânien (TC) ;
- le syndrome de détresse respiratoire aiguë (SDRA) ;
- la drépanocytose.

L'accident vasculaire cérébral (AVC)

L'AVC correspond à l'obstruction ou à la rupture d'un vaisseau qui transporte le sang dans le cerveau. L'hypoxie (déficit d'apport en oxygène au niveau des tissus) qui en résulte localement est délétère pour le cerveau, qui a des besoins énergétiques élevés. 20 % de l'oxygène que nous respirons est en effet utilisé par le cerveau. L'AVC provoque donc une diminution de l'apport d'oxygène aux cellules cérébrales, entraînant des dommages souvent irréversibles. Il s'agit d'une urgence médicale absolue qui nécessite une prise en charge immédiate. En France, en 2013, l'AVC représentait la première cause de handicap moteur non traumatique acquis de l'adulte, la deuxième cause de démence (démences vasculaires) et la deuxième cause de mortalité en moyenne (première cause de mortalité chez les femmes, avec 18 343 décès, troisième chez les hommes, avec 13 003 décès). Son coût financier est également élevé avec, cette même année 2013, près de 3,5 milliards d'euros de prise en charge par l'Assurance-maladie, tous régimes confondus, soit presque autant que pour les cardiopathies ischémiques. Les coûts indirects sont également importants pour la société lorsqu'en sont victimes des personnes encore en activité professionnelle (un quart des patients hospitalisés en 2008 avait moins de 65 ans). Chez les moins de 45 ans, 30 à 50 % ne peuvent pas reprendre une activité professionnelle et 10 % restent dépendants pour au moins une activité de la vie quotidienne. Dans le monde, il y a eu en 2010 environ 17 millions de nouveaux cas d'AVC et on estime que cette maladie cause chaque année environ 6 millions de morts. Une personne est touchée par un AVC toutes les 5 secondes dans le monde. Face à cette multiplication de nouveaux cas, l'OMS n'hésite pas à parler de pandémie et table sur une augmentation progressive de l'incidence des AVC dans le monde avec près de 23 millions en 2030, les femmes étant plus atteintes que les hommes. Là encore, ces chiffres démontrent la nécessité impérative de trouver un moyen rapide pour oxygéner le cerveau en urgence. Ce que M101 peut faire. Nous avons colligé des données encourageantes sur des rats de laboratoire traités dans un institut de recherche à Washington, et d'autres à Berne en Suisse. Le monde entier travaille avec nous pour faire avancer la recherche comme en témoigne un article paru dans *Journal of Neurotrauma*[1] en 2015 et dans la revue *Shock*[2] en 2023.

Le traumatisme crânien (TC)

Le traumatisme crânien correspond à une lésion cérébrale d'origine traumatique. Le degré des lésions dépend de plusieurs facteurs, dont la nature de la blessure et la force de l'impact – comme lors d'une explosion, l'effet de souffle, le terrible *blast*, source de graves lésions. On sait qu'après un choc à la tête, la première heure peut être fatale par manque d'oxygénation du cerveau : la *golden hour*. L'US Navy, qui cherche le moyen d'en contrer la gravité, m'a fait connaître, en 2009 à l'issue d'un congrès en Italie, son intérêt pour notre produit. Quelques semaines plus tard, je me suis rendu personnellement au Pentagone, à Washington DC, pour participer aux tests de M101 avec des résultats au-delà de nos espérances. Les symptômes du traumatisme crânien peuvent être physiques et psychologiques, et apparaître immédiatement après le choc ou après plusieurs heures, jours voire semaines. Ils varient en fonction de l'intensité du traumatisme. Le cerveau est le principal organe intracrânien touché en raison de son poids, de son volume et de sa configuration interne et externe. Si le cervelet et le tronc cérébral sont plus souvent épargnés, tout l'encéphale est soumis aux mêmes risques de lésions ischémiques ou hypoxiques secondaires aux désordres circulatoires et respiratoires subis par

1. Moon-Massat P. *et al.*, « Cerebral Vasoactivity and Oxygenation with Oxygen Carrier M101 in Rats », *Journal of Neurotrauma*, 2017, vol. 34, n° 19, p. 2812-2822.
2. Iten M *et al.*, « Effects of M101–an extracellular hemoglobin–applied during cardiopulmonary resuscitation : an experimental rodent study », *Shock*, 2023, vol. 60, n° 1, p. 51-55.

le blessé. Il en est de même pour tout un registre de lésions cellulaires consécutives à une cascade d'événements biochimiques déclenchés par l'hypoxie ou la présence de sang dans le cerveau. Le nombre d'admissions de patients dans les services d'urgence pour traumatisme crânien est estimé à 2,5 millions par an aux États-Unis et à 2,1 millions en Europe. Une partie d'entre eux décédera et une autre souffrira de conséquences neuropsychologiques plus ou moins graves et qui peuvent se prolonger dans le temps. Bien qu'il soit difficile d'avancer des chiffres précis, le « fardeau financier » de la gestion de ces patients était estimé à 60 milliards de dollars par an en 2000. Là aussi, M101 pourrait pallier le manque d'oxygène en urgence dans l'attente d'une prise en charge hospitalière.

Le syndrome de détresse respiratoire aiguë (SDRA)

Ce syndrome désigne une atteinte pulmonaire grave. Les poumons ne sont plus en mesure d'assurer l'oxygénation du sang. Malgré le recours à la ventilation artificielle (respirateur) et l'oxygène à haute concentration, le sang est insuffisamment oxygéné et l'organisme dans son entier souffre. Ceci conduit à une situation très sévère appelée défaillance multiviscérale (DMV) nécessitant une très lourde prise en charge à l'issue incertaine : les chances de survie varient à ce stade de 10 % à 60 % selon l'âge et l'état physique du patient. L'approche thérapeutique actuelle est d'oxygéner le sang en dehors du corps, par un oxygénateur extracorporel. Cette approche n'est applicable qu'à un petit nombre de patients. Notre projet est de tester M101 chez des patients atteints de SDRA grave dans un premier temps, non sur ceux en état de défaillance multiviscérale ni en ventilation mécanique. Là encore, nous souhaitons mettre en place un essai ouvert, cette fois au CHU de Toulouse avec comme investigateur principal le Pr Vincent Minville, anesthésiste réanimateur.

La drépanocytose

Cette maladie génétique héréditaire rare, due à une anomalie de l'hémoglobine contenue dans les globules rouges, est la plus répandue dans le monde, touchant environ 5 millions de personnes au total, dont 85 % en Afrique. En France, son incidence augmente régulièrement depuis 2010 pour atteindre 1 naissance sur 1 323 en 2020. Ce chiffre en fait également la maladie génétique la plus fréquente sur le territoire national au point qu'en 2022 la Haute Autorité de santé a préconisé un dépistage systématique chez les nouveau-nés. Toutefois, cette prévalence est beaucoup plus importante dans les populations d'outre-mer (1/419) et en région parisienne (1/874), où se concentrent les populations à risque. Malgré son importance et en raison de sa faible prévalence globale, la drépanocytose compte parmi les maladies rares dans les pays occidentaux. En effet, en Europe et aux États-Unis, la prévalence totale est d'environ 125 000, dont 100 000 aux États-Unis, 13 000 au Royaume-Uni et 6 000 en France. Cette affection se caractérise par le changement d'un seul acide aminé dans l'une des chaînes composant l'hémoglobine. Cela génère une hémoglobine anormale appelée hémoglobine S (HbS), à l'origine d'une maladie aux mécanismes physiopathologiques variés et très complexes. Elle se manifeste notamment par de nombreux signes dont des crises vaso-occlusives (occlusion des vaisseaux sanguins) douloureuses. Les traitements actuels ont permis d'augmenter l'espérance et la qualité de vie des patients affectés, mais ils restent limités. Ils peuvent comprendre des « échanges transfusionnels », c'est-à-dire une saignée (prélèvement d'une quantité assez abondante de sang avec HbS) suivie d'une transfusion de sang sain. Nous proposons d'utiliser M101 lors des crises occlusives chez ces patients, afin d'apporter de l'oxygène aux organes qui en manquent. En 2023, nous travaillons avec l'Institut des maladies génétiques Imagine sur le campus de l'hôpital Necker - Enfants malades à Paris, après des résultats prometteurs sur des cellules et sur des modèles de souris drépanocytaires. Nous espérons bénéficier d'autorisations réglementaires plus rapides que pour des tests classiques, car il s'agit de traiter une maladie orpheline. Ce système de *fast track* devrait être la norme pour permettre des avancées plus rapides dans l'intérêt des patients en attente de traitements.

En dehors de cette liste, il se présente bien d'autres applications possibles de M101, notamment dans les domaines de l'ophtalmologie, de l'oncologie ou en santé animale. Cette découverte est un filon qui n'est pas près de se tarir, mais il faudra du temps pour en exploiter tout le potentiel. Je suis certain qu'après moi de nombreux développements verront le jour. Il ne se passe pas une semaine sans que nous soyons contactés par une équipe étrangère qui sollicite nos produits pour différentes thématiques – Royaume-Uni, Belgique, Suisse, Allemagne, Portugal, Espagne, Lituanie, Italie, Israël, Turquie, Inde, Japon, Chine, États-Unis, Canada, Brésil, Mexique, Nouvelle-Zélande, Afrique du Sud, Liban, pays du Golfe… Je suis très fier de voir notre technologie faire tache d'huile à travers le monde. Si HEMO$_2$life® pour la préservation des organes représente la partie émergée de notre iceberg, tous ces autres produits sont prêts à prendre leur essor. Certains appartiennent à la catégorie des dispositifs médicaux comme les pansements accélérateurs de cicatrisation ou les produits traitant les maladies parodontales. D'autres relèvent de la catégorie des médicaments. Ces dizaines d'autres applications sont en développement avancé ou en gestation. La plateforme technologique M101 est susceptible de répondre à tous les besoins physiologiques respiratoires, de l'échelle de la cellule, brique de base du vivant, à celui d'un être humain dans son ensemble. Il faudra plus d'une vie pour exploiter cette mine d'innovations, mais j'aurai montré le chemin.

Épilogue

J'ai une foi absolue en ma découverte et le bien que M101 peut apporter aux patients victimes de tant de pathologies de type ischémique. Le Pr Lantieri assure qu'il s'agit là d'une découverte aussi importante que celle de la pénicilline. Ce n'est pas de l'arrogance mais un fait. Avant de faire ce constat, tout a été question de patience et de temps. Il en faudra certainement encore. Je ne renoncerai pas à vouloir fournir à notre société une alternative au sang humain. Je ne peux me résoudre à accepter que des millions d'êtres humains meurent par manque d'oxygène et de sang. Lancé depuis des décennies sur un chemin aussi long et ardu que l'une des voies menant à Saint-Jacques-de-Compostelle, je remercie le lecteur de m'y avoir accompagné. J'ai souhaité partager mon histoire avec ses hauts et ses bas mais surtout avec cette folle envie d'avancer, d'innover, de chercher, de créer. Une envie ancrée en moi dès mon plus jeune âge alors que je n'étais qu'un écolier démuni des clés susceptibles de lui ouvrir toutes les portes d'un avenir serein. J'ai appris que lorsque nous croyons au plus profond de notre âme en quelque chose qui nous dépasse, nous nous sentons plus forts que le monde réel. Est-ce cela, la foi, cette force étrange qui guide nos pas et nous fait prendre les bonnes décisions au bon moment ?

J'ai toujours été intéressé par le monde qui nous entoure, l'océan, la nature, la biodiversité. Philippe Descola, un grand anthropologue que j'ai croisé lorsque j'étais étudiant, imaginait que la nature avait une conscience. Sans aller jusque-là, je vois le vivant et la nature comme un immense laboratoire à ciel ouvert que Darwin a su décrypter et décrire au travers de sa théorie de l'évolution. La nature est composée d'organismes vivants, soumis aux contraintes de l'environnement, sélectionnés par un processus d'essais et d'erreurs. Pour survivre, cette nature ingénieuse a développé de nombreux processus biologiques telle une bibliothèque d'innovations. Tout être humain devrait apprendre à lire ces livres, à les comprendre et à s'en inspirer plutôt que de les brûler comme il le fait dans un tourbillon écocide. La vie a émergé il y a plus de 3,8 milliards d'années dans un océan primitif, et l'oxygène, le gaz essentiel au métabolisme aérobie, est apparu voici 2,4 milliards d'années avec la photosynthèse. Elle était alors exclusivement aquatique et le sera restée pendant près de 3,4 milliards d'années. En comparaison, l'espèce humaine, que l'on peut faire remonter aux australopithèques – dont la plus connue est Lucy, découverte par le paléontologue Yves Coppens –, n'a que 3 millions d'années, une jeune fille à l'échelle de l'évolution. Et que dire d'*Homo sapiens*, avec ses 300 000 ans ! Les annélides, ou vers annelés, sangsues et vers de terre, sont les premiers organismes, avec les arthropodes, à avoir quitté le milieu aquatique pour coloniser la terre ferme. L'arénicole, elle, s'est arrêtée sur la plage et vit depuis 450 millions d'années entre marée haute et marée basse. Il est difficile d'expliquer de façon certaine pourquoi ce ver a colonisé cet environnement extrême. Probablement parce que l'espace était libre et que les processus de la sélection naturelle lui ont permis d'être parfaitement adapté à cet écosystème. Mais ce n'est, je l'avoue, qu'une réponse anthropocentrique.

Je suis fier d'avoir redonné aux vers, et notamment aux vers marins, leurs lettres de noblesse. Ce sont des organismes importants de la biodiversité avec plus de dix mille espèces recensées. Ces invertébrés insignifiants que certains trouveront hideux, tout juste bons à servir d'appâts de pêche, sont en réalité magnifiques. J'ai plongé dans la noirceur des abysses pour les observer, mais c'est pourtant le plus humble d'entre eux, le *buzuk*, ou *Arenicola marina*, enfoui sur les plages bretonnes, qui m'a ouvert le champ des possibles. Ce faisant, j'ai eu l'impression d'incarner la célèbre phrase de Léonard de Vinci : « Va prendre tes leçons dans la nature, c'est là qu'est ton futur. »

Je n'ai personnellement rien inventé mais je me suis inspiré du biomimétisme. C'est-à-dire qu'en m'inspirant d'un système biologique existant, je suis parvenu à mettre au point, par analogie, des produits pour des applications médicales. Cette hémoglobine de ver était comme une simple pierre, un diamant brut qu'il a fallu tailler. Et pierre après pierre, coup de burin après coup de burin, s'est érigée ma cathédrale, Hemarina, probablement la société sur Terre qui possède la plus longue période de recherche et développement à son actif : 450 millions d'années !

Maintenant, j'aimerais de tout cœur la voir éclore et s'épanouir pleinement dans mon pays, la France. Certains me disent parfois : « Quitte la France, pars développer Hemarina à l'étranger ! À Boston, à Montréal ou à Genève. » Les jours de découragement, j'hésite. Oui, je pourrais aller à Boston, où une entité d'Hemarina est d'ores et déjà ouverte, ou encore à Montréal – à l'Administration moins butée –, où nous venons de créer une nouvelle antenne. Quand je me rends dans ces pays, j'ai l'impression que tout est possible. Je souhaite que la France soit un pays innovant qui propose les meilleures conditions pour favoriser la recherche et la science. Je ne baisserai pas les bras et continuerai d'honorer de mon mieux ces quatre mots qui résument le mieux cette épopée : patience, abnégation, résilience et persévérance.

Remerciements

Un trésor sous le sable n'est pas une simple autobiographie, c'est avant tout une épopée à la fois scientifique, humaine et entrepreneuriale. Ce livre est né d'un besoin, un besoin intense et même vital, de coucher sur le papier cette aventure qui, je l'espère, permettra aux lecteurs d'essayer, à leur tour, d'aller au bout de leurs rêves contre vents et marées.

Je tiens à remercier mes deux camarades de route, Elena et Robert, qui m'ont accompagné dans l'écriture de cet ouvrage. Sans eux, je ne me serais jamais lancé dans la rédaction de ce livre. Leur accompagnement a permis d'éclairer ce chemin pour le rendre visible au-delà du cercle des initiés.

Mes remerciements vont à tous ceux et celles qui, de près ou de loin, ont fait celui que je suis devenu : tout d'abord mes parents, de belles personnes, mes frères et ma sœur, Litzie, bien sûr, Élisabeth, l'amour de ma vie, mes enfants, mes trois trésors, Pierre-Alexandre, Jean-Maxime et Émilie, mes professeurs de biologie et surtout Claude et André Toulmond. Et puis, mon ami, un ami unique, Patrick.

Enfin, toute ma gratitude va à notre éditrice, Laurence Lacour, pour sa bienveillance, ses conseils et son professionnalisme, ainsi qu'à Laurent Beccaria et à toute l'équipe des éditions Les Arènes.

*

Elena et Robert tiennent avant tout à remercier Franck pour sa confiance et pour les longues séances de travail passionnantes qui ont permis l'écriture de ce livre. Elena remercie particulièrement Alexis, Georges, Tom, Noah et Mia.

De même, Robert remercie Amalia, Albéric, Thomas, Mairé et Catherine, pour leur aide précieuse, leur écoute et leur patience.

Table

L'exemplaire que vous tenez entre les mains
a été rendu possible grâce au travail de toute une équipe.

Couverture et conception graphique : Éric Pillault
Révision : Agnès Aubry, Fabrice Émont, Isabelle Paccalet
avec Julie Mandart
Coordination : Jean-Baptiste Noailhat
Mise en page : Cursives
Photogravure : Point 11
Fabrication : Alexandra Tenenbaum
Commercial et marketing : Pierre Bottura
Marketing et communication digitale : Clémentine Malgras
Relations libraires : Salomé Bernard
Presse et communication : Jérôme Lambert avec Manon Lejeune
Les Arènes du savoir : Pierre Bottura avec Marc Blactot,
Flore-Anne d'Arcimoles, Adèle Hybre, Guillaume Lollier
et Clémentine Malgras
Rue Jacob diffusion : Élise Lacaze (direction), Katia Berry
(grand Sud-Est), François-Marie Bironneau (Nord et Est),
Charlotte Jeunesse (Paris et région parisienne), Christelle Guilleminot
(grand Sud-Ouest), Laure Sagot (grand Ouest), Diane Maretheu
(coordination), Charlotte Knibiehly (ventes directes)
et Camille Saunier (librairies spécialisées)

Distribution : Interforum

Droits France et juridique : Geoffroy Fauchier-Magnan
et Marion Rowe
Droits étrangers : Ella Bartlett et Elvire Beaule
Droits audiovisuel, théâtre, podcast : Alba Beccaria
et Geoffroy Fauchier-Magnan
Accueil et librairie : Laurence Zarra et Lucie Martino
Envois aux journalistes et libraires : Vidal Ruiz Martinez
Comptabilité et droits d'auteur : Christelle Lemonnier,
Camille Breynaert et Christine Blaise
Services généraux : Isadora Monteiro Dos Reis

L'ensemble de cet ouvrage a été réalisé dans le respect des règles environnementales en vigueur. Il a été imprimé par un imprimeur certifié Imprim'vert, sur Ensoclassic PEFC pour l'intérieur et une carte Invercote G PEFC pour la couverture.

Achevé d'imprimer sur les presses
de l'imprimerie Corlet à Condé-sur-Noireau (14)
en décembre 2023.

ISBN : 979-10-375-1105-8
Numéro d'impression : 23100781
Dépôt légal : Janvier 2024

En France, un livre a le même prix partout.
Le « prix unique du livre » instauré par la loi de 1981
pour protéger le livre et la lecture.
L'éditeur fixe librement ce prix et l'imprime sur le livre.
Tous les commerçants sont obligés de le respecter.
Que vous achetiez votre livre en librairie, dans une grande surface
ou en ligne, vous le payez donc au même prix.